U0233252

防范
下一场大流行

PREVENTING THE NEXT PANDEMIC

〔美〕彼得·霍特兹（Peter J. Hotez）著

张瑾 汤卓裔 张子悦 许孟可 译

中国出版集团

中译出版社

图书在版编目（CIP）数据

防范下一场大流行 /（美）彼得·霍特兹著；张瑾
等译. — 北京：中译出版社，2024.1

书名原文：Preventing the Next Pandemic:
Vaccine Diplomacy in a Time of Anti-science

ISBN 978-7-5001-7118-8

Ⅰ.①防… Ⅱ.①彼… ②张… Ⅲ.①疫苗—研究
Ⅳ.①R979.9

中国版本图书馆CIP数据核字（2022）第107744号

著作权合同登记号：图字01–2021–4727号

防范下一场大流行
FANGFAN XIA YI CHANG DA LIUXING

出版发行：中译出版社
地　　址：北京市西城区新街口外大街 28 号普天德胜大厦主楼 4 层
电　　话：010-68359719
邮　　编：100088
电子邮箱：book@ctph.com.cn
网　　址：www.ctph.com.cn

策划编辑：刘香玲
责任编辑：刘香玲
文字编辑：赵浠彤
特约编辑：赵婷婷
营销编辑：黄彬彬
版权支持：马燕琦

排　　版：北京竹页文化传媒有限公司
印　　刷：北京盛通印刷股份有限公司
经　　销：新华书店
规　　格：880毫米×1230毫米 1/32
印　　张：7
字　　数：140 千字
版　　次：2024 年 1 月第 1 版
印　　次：2024 年 1 月第 1 次

ISBN 978-7-5001-7118-8　定价：59.00 元

中文版序

　　《防范下一场大流行》概述了科学和疫苗合作的框架体系，而我们急需借助这类框架体系阻止当下和未来的疫病大流行（包括新冠肺炎疫情）。在本书中，我强调新的疫苗和疾病干预措施不会凭空出现，而是要通过国家间慎重和坚定的合作以及完善的全球卫生治理体系来实现。本书还着重讲述了战争或政治崩溃、城市化、人口迁移和反科学主义增加等消极的社会决定因素的破坏力，以及它们是如何引发被忽视的疾病和流行病的出现的。本书的大部分内容是在 2019 年下半年，即新冠肺炎疫情暴发之前完成的，因此本书的研究结果不单单适用于新型冠状病毒感染，还适用于其他全球健康问题。

　　我很高兴该书能出版中文译本。我主要研究寄生虫病和被忽视的热带病的疫苗。我与中国科学家合作了近30年，主要合作对象包括位于上海的中国疾病预防控制中心寄生虫病预防控制所以及中国各地的防疫站网络。我还曾经与首都医科大学附属北京友谊医院和北京协和医学院的同事合作过。随着我们研究新型冠状病毒疫苗（包括低成本重组新型冠状病毒蛋白疫苗）工作的深入，我们也逐渐了解了致力于阻止这一流行病的中国病毒学家们。他们令人印象深刻。

我们的工作重点除了合作研究外，还有中国的寄生虫病防治。20世纪80年代，与贫困相关的寄生虫病和其他被忽视的热带病仍然普遍存在。例如，研究显示有数亿中国人感染了钩虫病、蠕虫感染、血吸虫病、疟疾等疾病。此后，中国减轻了农村贫困，实施了大规模治疗活动，率先做出了消除淋巴丝虫病的努力，同时，血吸虫病、疟疾等疾病的发病率也显著下降。2021年6月30日，世界卫生组织（WHO）宣布中国已消除疟疾。我常常对中国寄生虫学家同事说，"我们需要你们的专业知识"来帮助非洲、亚洲和拉丁美洲等贫困地区消除疟疾。中国已经提出和非洲、中亚合作的"一带一路"倡议。我们比以往任何时候都更需要这种专业知识，我也很高兴我们能继续在此方面的合作。

中国与美国以及其他国家和国际组织的合作还应加强，将范围扩展到预防流行病的威胁，包括联合开发新疫苗等。《防范下一场大流行》的主题就是说明人类是如何通过国际合作研发一些重要的、用以防治或消除疾病的疫苗的。各国科学家应更好地开展合作，开发下一代或通用冠状病毒疫苗和免疫疗法。如此，不仅可以创造新的用以拯救生命的干预措施，而且有助于促进国家之间的和平共处，我们称之为"双赢"。

对于本书能够推出中文版，我感到非常高兴，这有助于向中国人民及中国领导人传达疫苗合作的潜力和力量。中国科学界能与美国及其他国家更好地合作，也是减轻由中低收入国家被忽视的热带病产生的全球负担的有效途径之一。此外，希望本书有助于确保新药、生物疗法和疫苗的快速开发与交付，以充分应对现有及无法预料的全球健康威胁。

我永远不会忘记1994年第一次去上海的经历，那时我刚刚就任耶鲁大学医学院的助理教授，希望在寄生虫感染方面找到新的合作伙伴。中国疾病预防控制中心寄生虫病预防控制所位于上海。我惊叹于这里的建筑、食物以及充满活力的街头生活。我与中国同事逐渐成为很好的朋友和合作伙伴，其中包括我的良师益友詹斌教授。现在，差不多已过去 30 年，中国大学和研究机构高质量科学的快速发展令我兴奋不已，中国、美国以及欧洲科学家在顶级期刊上合著的联合出版物也让我备受鼓舞。

我希望本书中文版的出版能够激发人们对中国参与疫苗合作的兴趣，能够促进下一代人之间的科学合作。这是解决当前最紧迫的全球健康与发展威胁的有效途径之一。

彼得·霍特兹

前　言

在 21 世纪，传染病和热带病以出人意料的速度传播着。这是由种种力量共同引起的：战争与冲突、贫困转移、城市化、气候变化和新出现的大麻烦——反科学论。本书阐述了国家如何通过疫苗合作来应对新的全球疾病和卫生秩序。

在 2015 年和 2016 年，我担任了奥巴马政府的美国科学特使，在特朗普上任后，我又担任了美国以色列双边科学基金会理事会成员。我的这些经历都对本书的写作有所启发。传染病和热带病在全球多个热点地区突然暴发，包括部分拉丁美洲国家，阿拉伯半岛部分地区（尤其是叙利亚、伊拉克和也门），刚果民主共和国，南苏丹和撒哈拉以南非洲的中部和东部等地区。如今，新冠肺炎疫情又肆虐全球。因此，我将在本书阐释如何通过疫苗合作来解决上述地区疫情灾难的新方案，以及如何防治未来的疾病灾难。本书记述了现在的疫苗合作活动，以及我作为疫苗学家为世界上最贫困人口研制针对被忽视的疾病的疫苗的过程。

衷心感谢我的导师保罗·克罗特曼博士（贝勒医学院）和马克·华莱士博士（得克萨斯州儿童医院）。

感谢在美国国务院和白宫科技政策办公室的导师和同事们对美国科学特使项目的监管。他们分别是前副国务卿凯瑟琳·诺威莉（曾负责经济增长、能源和环境事务）、助理国务卿乔纳森·马格里斯与朱迪斯·加伯（现驻塞浦路斯大使）、约翰·霍尔德伦（美国科技政策办公室负责人和奥巴马总统高级顾问），以及约瑟夫·韦斯特法尔大使、老德怀特·拉马尔·布什大使、道格拉斯·阿泼索、金伯利·科尔曼、黛西·迪克斯、多尼亚·埃尔德里奇、凯·海尔斯顿、起亚·亨利、帕特里夏·希尔、斯蒂芬妮·哈奇森、布莱斯·伊沙姆、穆罕默德·哈利勒、萨拉·克鲁金、阿玛尼·梅基、布鲁斯·鲁西奥和马修·韦斯特等人。

我还想对美国以色列双边科学基金会和现任、历任的同事及理事会成员表达诚挚感谢，他们是：贾里德·班克、凯茜·坎贝尔、霍华德·锡达、约书亚·戈登、布拉查·哈拉夫、海尼·哈林、安德鲁·赫贝勒、阿维·伊斯雷利、丽贝卡·林恩·凯瑟、耶尔·罗茨坦、伊多·索费尔、里朱·斯里马尔和以示·塔尔蒙。

我还要感谢我在莱斯大学贝克学院公共政策研究所的导师、前大使爱德华·杰雷坚和尼尔·莱恩；感谢得克萨斯农工大学斯考克罗夫国际事务研究所的安德鲁·纳齐奥斯大使；得克萨斯农工大学哈格勒高级研究所的格雷戈里·布莱恩·科尔威尔、克利福德·弗莱、约翰·容金斯、杰拉尔德·帕克，院长约翰·奥古斯特、埃莉诺·格林、杰伊·马多克和副校长嘉莉·拜因博士。同时，我还想感谢贝勒大学校长琳达·利文斯通、教务长南希·布里克豪斯，院长李·诺特、罗莉·贝克、理查德·桑克、德韦恩·西蒙斯和前贝勒大学校长肯尼思·斯塔尔法官，感谢他们一直以来对我的支持和帮助。

再次感谢我的编辑撒尼尔·沃尔夫一直以来的支持和指导，感谢助理道格拉斯·奥塞霍·索里亚诺的帮助，感谢得克萨斯儿童医院疫苗开发中心的玛丽亚·埃琳娜·博塔齐博士以及疫苗研究小组的建议和支持。此外，我还要感谢约翰霍普金斯大学出版社的罗宾·科尔曼和我的出版人愿意为我出版这本书。

最后，我也由衷感谢我的妻子安·霍特兹和我的4个子女（马修、艾米莉、雷切尔和丹尼尔），以及他们各自的家庭成员（布鲁克·霍特兹、扬·斯拉文斯基和亚历山德拉·菲弗）。

目 录
CONTENTS

第一章 2015 年后的新紧迫状况

今天是我第一次参加德瓦尼亚讨论会①，参会的通常都是男性，他们经常在会上讨论一些商业或其他突出的社会问题。这类会议是中东政治和社会生活的核心。而这天晚上我在沙特阿拉伯东部省份重要城市达曼也参与了此类讨论。达曼以油田和工业发达而闻名。和沙特阿拉伯王国的其他地方一样，达曼的食物也很美味，我经常能喝到有当地贝都因特色的浓茶和加了小豆蔻粉的阿拉伯咖啡。我也特别喜欢椰枣和各种蜜饯。

沙特人民是非常热情的东道主，能让远道而来的客

---

① Dewaniya 的音译，是一种传统的阿拉伯男人聚会。

人们感受到与众不同的热情氛围。然而在享受椰枣和咖啡之余，我依然能感受到一丝紧张的气氛，因为我还肩负着一项重要的任务。那是在 2015 年，我刚成为美国科学特使没几个月。在奥巴马总统任期第一年前往埃及开罗后，国务院和白宫科技政策办公室共同设立了这一职位，旨在加强美国与穆斯林国家的关系。随后，国务卿希拉里将它发展成现在的形式。两位领导人都认识到了科学具有完善和改进外交政策的力量。

2014 年底，我受邀担任美国科学特使，主要负责中东和北非地区。我被选中大概是因为我在疫苗学和疫苗开发科学方面的专长，以及我对该地区被忽视和新出现疾病的兴趣。那时，我也通过写作来推广"疫苗合作"，并因此出名。"疫苗合作"指的是利用各国间同步出现的科学技术和外交机遇，以联合研制和测试疫苗为首要目标，以促进健康、安全与和平的发展。我这么渴望能将疫苗合作纳入美国外交政策，是受到了已故的阿尔伯特·萨宾（Albert Sabin）博士的启发。他在 20 世纪 50 年代末和 60 年代冷战高峰期，与苏联科学家联合研制了口服脊髓灰质炎疫苗。

作为美国科学特使，我的首选目的地便是沙特阿拉伯王国，因为它不仅有亟需控制的疾病，还是该地区独特的地缘政治中心。沙特阿拉伯位于阿拉伯半岛的两个主要冲突地区之间——北部是伊拉克和叙利亚，南部是也门。2015 年，战争和武装侵占摧毁了当地的卫生系统，进而中断了疫苗接种计划和昆虫病媒控制项目（针对的疾病有登革热、裂谷热和利什曼病等）。因此，阿拉伯半岛已成为传染病和热带病的新热点地区。气温升高和降雨模式的变化也导致了患病率的上升。沙特人自己也担心疾病蔓延到整个国家，因此我作为科学特使来到了沙特阿拉伯，和他们一起探讨疫苗的联合研制和其他应对措施。他们或许会与我本人的疫苗实验室或美国其他的实验室进行合作。

伊朗问题使得地区局势更加复杂。伊朗是什叶派伊斯兰教的中心，而该地区占主导地位的沙特阿拉伯是逊尼派穆斯林国家，二者视彼此为劲敌。紧张局势助长了阿拉伯半岛的冲突，尤其是在也门。伊朗问题还激化了沙特东部省份的动乱，该省是什叶派少数民族居住的地区。我们召开德瓦尼亚讨论会时，沙特阿拉伯东部—什叶派圣地遭蒙面枪手袭击的事件才过去几个月。

因此可以想象，现在并不是我在沙特阿拉伯东部省份品味阿拉伯咖啡的最佳时机。此外，这也不是通过疫苗合作来解决两国间紧张局势的好契机。但另一方面，我又兴致勃勃，兴奋不已，毕竟我很难再拥有像这样完成疫苗合作使命的机会。那时，我就确信美沙关系并不像 1957 年斯普特尼克卫星①发射后的美苏关系那么僵，但萨宾博士在那时就能与苏联科学家合作研发脊髓灰质炎疫苗，我也想向他看齐。

就我而言，此次外交访问的分水岭出现在一位沙特高级官员安慰我的时候。他特别跟我提及特朗普的禁令，并说："我们不太担心，因为禁令没有意义。我在爱荷华州立大学读完了博士，也曾和家人在爱荷华州的埃姆斯住了些年，我非常怀念那段时光。我也了解美国大部分民众的想法，一切都会好起来的。"那时我意识到美国的研究型大学和研究所是非常强大的国家重器，为国家带来了希望和前途。听完他的话，我给了他一个拥抱。一方面，这是缘于他的话缓解了紧张气氛，让我松了一口气；另一方面，因为他也增强了我的信心，即科学家和科学实力是强大国力的体现，我们必须向世界展现出来。

①　是 Sputnik 的音译，苏联发射的人类第一颗人造卫星。

我在 2015 年和 2016 年多次访问沙特阿拉伯，这为后来一项重要的新型疫苗合作研究做了铺垫。参与合作的有我们在得克萨斯儿童医院的实验室、贝勒医学院和沙特国王大学。我们正在寻求更多的合作，合作对象可能包括阿卜杜拉国王科技大学（它被认为是沙特版麻省理工学院）。然而，沙特阿拉伯只是诸多国家中的一个，我目睹了各种疾病在许多国家卷土重来，其背后原因可能是战争或政治不稳定，也很可能是因为 21 世纪的其他突发事件。我将 2015 年定为传染病和热带病开始上升的基准时间，并通过本书来讲述新病的诞生或旧病的复发是如何由战争与冲突、政治的不稳定、气候变化等重要因素（诸如反科学论等）共同引起的，这是一场独特又奇妙的化学反应。此外，本书还介绍了疫苗合作如何提供创新的解决方法。

意料之外的转变

就在几年前，我们全球卫生政策领域的很多人都很兴奋，因为很多人都对消除灾难性传染病和热带病的前景充满了希望。在 2015 年到来之际，我们认为我们将完成有史以来最宏大的全球发展倡议之一。

2000 年，世界各国领导人在联合国纽约总部召开会议，制定了千年发展目标，目的是帮助"全球最底层的10 亿人口"。这些人仍然处于极端贫困中，收入低于世界银行定义的极端贫困标准，即当年的每天 1 美元。

千年发展目标设定了 8 个，其中有两个涉及传染病和热带病，并提及这些疾病有可能造成永久贫困，因为它们能摧毁一个家庭或带来健康损害。这两个目标中，一个侧重于通过疫苗预防致命的儿童感染病，而另一个则着眼于对抗"三大传染病"：艾滋病、结核病和疟疾。后来，我与同事合作，一起努力提高全世界对部分慢性寄生虫病和其关联疾病的认识，我们把它们称为"被忽视的热带病"，并将这些疾病并入三大传染病中。同时我们还制定了一个 15 年计划表来实现千年发展目标。

全球传染病

在全球不同类别的传染病中，被忽视的热带病是指大约 20 种慢性和致人衰弱的热带传染病，如钩虫感染、血吸虫病、利什曼病和锥虫病等。"被忽视的疾病"是一个较为广泛的术语，指的是热带病与艾滋病、疟疾和结核病的集合。而"新兴疾病"主要指新出现的病毒性疾病，如埃博拉、新型冠状病毒肺炎 ① 或尼帕病毒感染等。有时候，部分被忽视的疾病，如疟疾或利什曼病，也可能暴发在战争或冲突时期，或由其他原因导致的卫生系统崩溃时期。另一类传染病是在儿童时期通过接种疫苗可预防的疾病，如麻疹、脊髓灰质炎、白喉、百日咳和破伤风等。这些疾病类别在 2015 年后卷土重来，我们也需要通过疫苗合作密切关注。

千年发展目标的进展：
2000—2015 年减少的疾病传播

为了推动千年发展目标，时任美国总统的乔治·沃克·布什（George W. Bush）和英国首相托尼·布莱尔（Tony Blair）等国家领导人筹调了大量资金和资源来防治贫困人口易感的疾病。针对被忽视的疾病启动了大规模药物治疗干预计划（包括美国总统防治艾滋病紧急救

---

① 中国国家卫生健康委于 2022 年 12 月 26 日发布公告，将新型冠状病毒肺炎更名为新型冠状病毒感染。本书中的相关表述均与原英文保持一致。

援计划，抗击艾滋病、结核病和疟疾的全球基金，以及美国总统疟疾倡议等）。自此，感染上述严重疾病的人数开始大幅减少。

21 世纪初，我在华盛顿研究热带病。当时我担任乔治华盛顿大学微生物学和热带医学系主任。我也利用在华盛顿的时间，经常拜访白宫行政办公楼和国会办公楼，来说服领导人用现有药物治疗热带病。当时的布什政府和国会同意了我的提议，并通过美国国际开发署拨款，分发用于治疗热带病（主要是寄生虫感染和沙眼）的基本药物。这些药物每年施用一次，每剂成本不到 1 美元。慢慢地，数亿人接收到了治疗热带病的基本药物。在一些国家，如淋巴性松弛症（也称为象皮病）、心肌病、河盲症和致盲沙眼等热带病的感染人数显著下降，我们开始设想彻底消除这些疾病，阻止它们持续传播。

这些全球性卫生计划对撒哈拉以南非洲的影响尤为明显。疾病在这些地区大量减少，已有证据可以证明，贫困引起的疾病产生了地理区域变化。从全球范围来看，到 2015 年，世界上大多数与贫困相关的、被忽视的疾病（包括热带病，甚至是艾滋病、疟疾和结核病），都不再是只困扰非洲的疾病，而是越来越多地出现在许多发达国家的极端贫困人口中。

这是全球卫生传统常态的转变，过去我们都用发达国家和发展中国家作比较，而现在新的范式出现了。大多数经济体开始崛起，但是极端贫困的个体却饱受贫困引起的疾病之苦。在千年发展目标提出的 15 年后，我发现患有此类疾病的大多是生活在较发达的二十国集团（G20）国家中的贫困人口。

疫苗可预防的儿童传染病病患数量也有了大幅下降。2000 年，比尔及梅琳达·盖茨基金会资助建立了疫苗联盟（最初叫作全球疫苗和免疫联盟）。疫苗联盟的主要职责是扩大非洲、亚洲、中东和拉丁美洲最贫穷地区的儿童的疫苗接种范围，同时推出治疗轮状病毒腹泻、肺炎和脑膜炎的新疫苗。随后，接种这些基本疫苗的儿童人数大幅度上升。

疫苗对儿童疾病的影响显著，其效果远远好于大规模治疗被忽视的疾病的效果。我们得知，全球疾病负担研究（也受到盖茨基金会资助）的数百名调查人员评估了接种疫苗后的公共卫生成果。2000—2017 年，死于麻疹的 5 岁以下儿童人数从每年近 50 万人首次下降到不到 10 万人。虽然仍有许多儿童死于麻疹，但自千年发展目

标设立以来，疫苗联盟及其伙伴已经使死亡人数减少了
80%。其他疫苗可预防疾病（包括白喉、百日咳、破伤风
和 b 型流感嗜血杆菌）的死亡人数也大幅下降。

有两种疫苗（脊髓灰质炎和麻疹）的预防效果尤为
显著，我们终于能够设想消除这些自古就有的儿童疾病。
在千年发展目标提出前的 10 年中，脊髓灰质炎在 100 多
个国家肆意蔓延，但到 2019 年，脊髓灰质炎已经减少到
只在 3 个国家（阿富汗、尼日利亚和巴基斯坦）间歇性
暴发传播。全球麻疹疫苗接种后的情况也十分可观。麻
疹是已知的传染性最高的疾病之一。麻疹病毒繁殖数量
为 12—18，即一个麻疹患者平均会感染至少十几个人，
尤其是不到 1 岁、未满疫苗接种年龄的婴儿。麻疹易传播、
传播速度快，要想控制或消除它，我们至少要让 90%—
95% 的人口接种疫苗。从本质上看，几乎每个人都必须
接种疫苗。现在我们减少了 80% 的麻疹感染，也就是说
疫苗联盟和发生疾病流行的国家帮助到了大部分面临麻
疹风险的民众。因此，人们非常乐观地认为可以阻止麻
疹传播。而在几年前，这是几乎无法想象的场景。

2015 年初，全球卫生领域的大部分科学家和公共卫
生专家虽然不能说在庆祝胜利，但也有一种强烈的自豪

感和信心，认为这类常见疾病正在被消除。

随着疫苗可预防的儿童疾病数量不断下降，可以想见，未来大多数发展中国家会彻底消灭脊髓灰质炎和麻疹。没有疫苗，仅靠大规模治疗来防治艾滋病、结核病、疟疾和热带病的公共卫生措施成效不太显著，但仍然意义重大。全球传染病似乎正在消失，而各国领导人也希望大幅降低被忽视的疾病和疫苗可预防疾病的感染率。人们的乐观情绪只在非传染性疾病那里碰了壁，癌症、心血管疾病和糖尿病等非传染性疾病的患病人数预计会不断增加。全球疾病负担研究预测，非传染性疾病的上升数与贫困相关疾病感染数的减少量大致相当。随着传染病感染率的下降，糖尿病、癌症和心脏病可能会成为全球卫生面临的主要挑战。

揭开奥秘：概述

遗憾的是，从2015年开始，意料之外的重大变化导致了传染病和热带病卷土重来。本书侧重于阐述造成这一历史性逆转的21世纪的一些重大事件，但在这里我要先简要概述一下目前造成疫苗可预防的疾病和热带病增加的几个主要因素。

政治不稳定

最出人意料却最重要的因素之一是政治不稳定。2016 年，美洲宣布麻疹已被消除，但在委内瑞拉，经济的崩溃和卫生系统的瘫痪导致麻疹卷土重来。麻疹也不是唯一死灰复燃的传染病，疟疾和其他一些由昆虫或蜗牛传播造成的热带病也在不断蔓延。中美洲"北三角"地区（萨尔瓦多、危地马拉和洪都拉斯）的卫生系统受到毒品战争升级和随之而来的经济衰退的影响，最终导致疾病暴发。在东半球的叙利亚、伊拉克和也门，战争和"伊斯兰国"的占领等事件也造成了麻疹和脊髓灰质炎等疫苗可预防疾病的复发。与此同时，昆虫病媒控制项目中断也造成皮肤型利什曼病的激增，这会引起严重毁容、皮肤溃烂和永久性疤痕，并导致患者受到社会歧视。致命的霍乱疫情席卷也门，带来了有历史记录以来规模最大的一次感染。在饱受战争蹂躏的刚果民主共和国、中非共和国和南苏丹，麻疹也卷土重来，黑热病（属于利什曼病的一种）感染人数也再度激增，它会导致类白血病症状的疾病，已致数千人死亡。2019 年，埃博拉在刚果民主共和国蔓延，导致 2 000 多人死亡，麻疹和霍乱造成的死亡人数更多。总而言之，在 21 世纪，新的战争、冲突和政治动荡正在使全球的疾病形势发生逆转。

国内流亡和人口迁徙

战争的爆发和政治的不稳定导致人口迁徙，而人口迁徙又加剧了疾病的传播。面对冲突和政治崩溃，人们会选择逃难至邻近的国家或地区。成千上万难民的涌入会导致大量疾病的传播。在 2016 年，西半球本已宣布消除麻疹，现在它却又开始在巴西、哥伦比亚和厄瓜多尔普遍传播，过去的努力便付之一炬。人们也开始逃离北三角的毒品战争，虽然麻疹并未因此开始蔓延，但已在多个非洲国家和中东的流离逃难者中重新出现。

世界卫生组织发布了全球麻疹警报，随后又发表了一份报告，指出在 16 个国家里有大约 1 000 万儿童由于冲突和流离失所而无法接种麻疹、百日咳和破伤风这类常规的儿童疫苗。同样，利什曼病也随叙利亚难民涌入约旦、黎巴嫩和土耳其，在这些国家开始传播蔓延。

城市化

冲突和其他因素导致大量人口迁移，人们涌入城市，数量之大前所未有。在委内瑞拉的加拉加斯、叙利亚的阿勒颇和刚果民主共和国的金沙萨，数以千计的人挤进城市的贫民窟里。特大城市的城市贫民窟问题成为世界新秩序中的一个主要议题。人口总数超过基础设施的承受量后，腹泻类疾病（如霍乱）就会因未经处理的污水而暴发，而呼吸系统疾病（包括麻疹和其他疫苗可预防的感染病）也会因为环境拥挤杂乱而出现。2019—2020年，新型冠状病毒席卷了中国中部一些人口稠密的城市地区，随后欧洲及美国也暴发了这种传染病，最终造成破坏性的全球大流行，甚至可能引发新一轮世界经济危机。在南亚、中东、非洲和拉丁美洲，对于生活在拥挤的城市贫民窟中的弱势人群而言，新型冠状病毒已经成为迫在眉睫的生命威胁。

反科学论和民族主义

另一个令人担忧的社会因素是新出现的反科学论。反疫苗运动始于21世纪初，到了2015年，它已具有不小的影响力。反疫苗运动形成了一个媒体帝国，通过社交账号活跃在社交媒体和电子商务网站上，推广 400 多个错误信息网站。反疫苗运动以独特的方式将 Facebook 和亚马逊网站变成武器。Facebook 成为反疫苗运动的主要阵地，而亚马逊则用来推广宣传虚假、错误信息的书籍和纪录片。

随后，反疫苗运动获得了政治支持，成立了政治行动委员会，致力于推动立法，让儿童越来越难接种疫苗。2015 年，得克萨斯州的一位委员会成员就来自茶党（共和党的极右翼党派）。同样地，意大利也出现了一个相似的反疫苗倡议，充满着民粹主义的味道。不知为何，反疫苗运动与出现在美国以及欧洲的新民族主义联系在了一起。因此，民族主义本身已经成为导致疾病的重要社会因素。

2017 年下半年，反疫苗运动的领袖开始对特定的种族和宗教团体进行掠夺。他们瞄准了明尼苏达州的索马里移民和纽约州的正统犹太社区，致使疫苗接种覆盖率有所下降，最终导致两地分别在 2017 年和 2019 年暴发了严重的麻疹疫情。最后，麻疹疫情在北美蔓延。欧洲也在 2018 年出现了创纪录的 80 000 例病例；2019 年上半年则出现了 90 000 例。尽管疫苗联盟取得了巨大成就，麻疹仍然在美国以及欧洲卷土重来。菲律宾、萨摩亚、马达加斯加和其他发展中国家也出现了流行病，导致世界卫生组织将"疫苗犹豫"列为最紧迫的全球卫生问题之一。

气候变化

在 21 世纪，疾病的新决定因素不仅仅是社会因素，气候变化也成为促进疾病传播的主导力量。通过蚊子传播的虫媒病毒，如寨卡病毒感染、奇昆古尼亚热病和登革热蔓延到中美洲、南美洲及加勒比地区，随后传播至美国的得克萨斯州和佛罗里达州。在南欧，西尼罗河病毒感染和其他虫媒病毒成了普遍性的疾病。疟疾在希腊和意大利已经消失了几十年，现在又再次出现。科西嘉岛也出现了血吸虫病。中东经历了前所未有的高温，气温常常超过 50 ℃，加上长期严重的干旱，迫使许多人不得不放弃他们原有的家园。

然而，我们很难明确地将这些热带病的复发完全归因于气候变化。在上述例子中，委内瑞拉、中东和北非的冲突地区的人口迁移非常普遍。城市不断扩大，变得日益拥挤，人们更容易患上传染病。如果这一趋势继续发展，到 2050 年，世界将主要由潮湿炎热的特大城市构成，每个特大城市的人口都将超过 1 000 万。更麻烦的是，许多城市的经济将急剧恶化，特别是委内瑞拉、巴西、中东和南欧部分地区。

新型冠状病毒肺炎进一步加快了世界的经济衰退。换言之，气候变化与难民流动、城市化和经济崩溃是密不可分的。我们没法将疾病卷土重来的风险归咎于个别社会和物理决定因素。然而，有一个事实却无比清晰地展现在我们面前：过去我们认为千年发展目标已经战胜了一些疾病，而现在它们正卷土重来。

科学特使

在地缘政治力量不断增强和气候不断变化之时，我恰好正在担任美国科学特使。我主要负责评估冲突地区的疾病风险，并通过新的科学技术手段预防这些疾病。我之前曾担任过一个对抗热带病的非营利机构（得克萨斯儿童医院疫苗开发中心）的联席主任，也是研究热带传染病的专家（我曾是贝勒医学院国家热带医学院的院长）。因此，我有自己独特的方法来解决冲突地区出现的疾病。随后，我们将实验室的部分研究方向转为研制疫苗以解决主要疫病。这些疫苗涵盖的疾病有利什曼病、血吸虫病和主要的冠状病毒感染，其中包括致死率极高的中东呼吸综合征。我们协助整个中东地区提升疫苗开发和临床试验能力。疫苗也许不是防治冲突地区暴发的疾病和被忽视的疾病的唯一解决方法，但它们却是最高效的预防疾病的工具。

然而，中东和北非的疫苗研制能力却比较薄弱。我刚成为美国科学特使时，这些地区几乎没有疫苗研制能力。而且大型药品疫苗制造商也没有兴趣研制疫苗来预防在叙利亚、伊拉克和也门暴发的疾病和被忽视的疾病，顶多愿意在研制技术方面提供一些支持。因此，我以阿尔伯特·萨宾博士为榜样开始进行疫苗合作，尽力去解决 2015 年后世界新秩序中出现的感染病。

第二章　冷战遗产

我一直无缘见到阿尔伯特·萨宾博士。他是在 1993 年去世的，而我是在那之后才开始与萨宾疫苗研究所建立联系。萨宾疫苗研究所是一家设立在华盛顿特区的非营利性组织，致力于推进疫苗和疫苗科学的发展。虽然没见过萨宾博士，但 20 多年来我一直与研究所保持联系。我还在耶鲁大学任教时，就开始与该研究所有来往了。萨宾疫苗研究所原先坐落于康涅狄格州的新迦南，由商人 H. R. 谢伯德（H. R. Shepherd）创办。2000 年，我来到乔治·华盛顿大学担任微生物学系主任，萨宾研究所也随我一起迁至华盛顿。在乔治·华盛顿大学任职的 11 年间，我继续与萨宾研究所保持联系，直到我搬至得克萨斯州的休斯顿。

在我担任萨宾疫苗研究所的所长期间，最喜欢做的事便是拜访萨宾博士的遗孀赫洛伊莎（Heloisa）。赫洛伊莎住在华盛顿特区的新墨西哥大道附近，离美国大学的校园不远。她出生于巴西，曾在里约热内卢的主流报社《巴西日报》（Jornal do Brasil）工作。在巴西的一场欢迎萨宾的招待会上，赫洛伊莎初遇萨宾。那时他们俩都已结束了上一段婚姻。在 1972 年，他们婚后不久，赫洛伊莎随萨宾移居以色列。当时，他正在著名的魏茨曼科学研究所担任所长。此后，他们又移居到了美国的华盛顿特区。

赫洛伊沙在新墨西哥大道的公寓就像是一个小型的疫苗合作博物馆。房子里展示了萨宾与克林顿总统、罗马教皇约翰·保罗二世（Saint John Paul II）和古巴的菲德尔·卡斯特罗（Fidel Castro）等名人的合影。她还有萨宾与苏联科学家们的照片，桌子和墙壁上陈列着数十个国家的奖章和纪念品。在她的公寓待过后，我们通常就会下楼到附近的餐厅吃午饭。我们会谈论萨宾的生活，谈论他为全世界儿童接种疫苗抗击脊髓灰质炎的坚定决心，以及很多与外国政府合作开展疫苗接种运动的复杂工作。赫洛伊莎讲述的萨宾在 1980 年访问巴西的故事，我至今记忆犹新。当时萨宾公开批评了巴西联邦和地方的卫生官员对脊髓灰质炎疫情暴发的处理方式。最终，他计划帮助巴西开展全国脊髓灰质炎疫苗接种运动的提议遭到拒绝，萨宾失望地回到华盛顿。此间，关于巴西官员是否过于松懈或者萨宾的言辞是否过于激烈这一问题，众说纷纭，也可能二者兼而有之吧。萨宾以性格直率著称，并且行事追求卓越，这常常会让周围的人感到不舒服，但赫洛伊莎崇拜且尊敬他。她身材娇小，却魅力非凡。从她当时的照片中可以看得出，赫洛伊莎和阿尔伯特真可谓光芒四射的一对。赫洛伊莎总是称他为"我的阿尔伯特"。有几次，我们去阿灵顿国家公墓参观他的墓地，赫洛伊莎反复提及有一天她会与萨宾合葬。2016 年，就在我即将离开萨宾疫苗研究所之时，将近百岁的赫洛伊莎与世长辞。目前，阿尔伯特·布鲁斯·萨宾的档案保存在辛辛那提大学。他曾在那所大学里进行了许多关于口服脊髓灰质炎疫苗的开拓性研究。

萨宾是疫苗领域的领军人物，这不只是因为他进行了重要的基础性研究，开发出了脊髓灰质炎疫苗和其他一些疫苗，还因为他是一名非官方的脊髓灰质炎大使。

他访问过数十个国家，并游说最高级别的政府领导人，让他们认识到开展脊髓灰质炎疫苗接种运动的重要性。疫苗科学家的身份让他得以在20世纪60年代到过古巴，在20世纪50年代和60年代到过苏联。在古巴和苏联的那些活动对我来说有着特殊的意义。通过秘密外交和科学合作计划，萨宾与苏联科学家合作，共同开发了一种口服脊髓灰质炎疫苗。该疫苗采用了萨宾的脊髓灰质炎活病毒株，这是他此前在辛辛那提儿童医院研发的。随后，苏联大规模生产了这些病毒株，并在数百万苏联公民身上进行了测试。在20世纪60年代初，疫苗终于获得了许可，随后脊髓灰质炎这一疾病得到了根除。这些成就已成为黄金典范，展示了不同意识形态下的科学家出于人道主义的目的，为了推动科学进步而付出了怎样的努力去克服紧张的外交关系甚至武装冲突。

全球卫生外交

每次拜访赫洛伊莎过后，我都更加坚信：在现代社会中，疫苗合作一定会具有特殊地位。在2015年后，我们比以往任何时候都更需要疫苗合作。全球的传染病形势正在出人意料地恶化。由于战争冲突和社会动荡导致卫生基础设施崩溃，再加上其他 21 世纪的现代影响因素，那些曾经被认为正在消失甚至已经消失的传染病又卷土重来。新型冠状病毒肺炎大流行对国际关系发起了史无前例的大考验。要解决现有的和未来的传染病导致的公共卫生危机，我们就要将应对全球性传染病的科学能力与其他决定因素结合起来，这些因素包括贫困、战争、政治不稳定、人口迁移、城市化和反科学思潮等新出现的社会和自然因素。相应地，面对这样的困境，需要创新方法，综合运用生物医学和包括政治科学与外交政策在内的社会科学。

我在奥巴马政府时期担任了两年的美国科学特使。这段经历让我开始意识到，要想解决与建立跨国疫苗基础设施相关的问题，必须要了解生物医学科学、疫苗学，但有时仅仅如此是不够的。尤其是像中东那样复杂的情况：那里的部落争斗和逊尼派 - 什叶派的争斗由来已久。这一直是跨国疫苗基础设施建设的障碍，而且障碍常常是以各种有趣且出乎意料的方式出现。显然，要研制疫苗、扩大疫苗覆盖面以及应对被忽视的热带病，就需要具备各种新知识，包括与外交相关的技能。在某种意义上，这可能与 20 世纪 60 年代萨宾在古巴和苏联取得的成就有些相似（好吧，巴西也许是个例外！），但现在的范围更加大，科学家和其他人员都要包括在内。为了实现这一目标，我提出了一个新的疫苗合作框架，将政治学、哲学和外交政策与生命科学技术领域有史以来最强大的发明——疫苗相结合。

在描述和定义疫苗合作之前，我认为，首先要更全面地理解全球卫生在总体上是如何与国际关系和解决大规模疾病相联系的。有人可能会说，一切始于 14 世纪，在那时出现了隔离检疫的前身。当时，人们通过法律措施防止源自小亚细亚的鼠疫进入克罗地亚亚得里亚海岸的杜布罗夫尼克；这种联系也可能始于更晚的 19 世纪 50 年代，当时欧洲正在举行国际卫生大会，以防止霍乱、鼠疫和其他全球性流行的传染病的传播。到了 20 世纪初，国际公共卫生办公室在巴黎成立，此外还出现了国际联盟的卫生组织。与此同时，西半球的国家还成立了美洲国家国际卫生局，后来更名为泛美卫生组织（Pan American Health Organization），成为世界卫生组织在美洲的区域办事处。而世界卫生组织本身是在第二次世界大战后，伴随着联合国的成立才诞生的。1948 年 4 月 7 日，世界卫生组织颁布其章程，后来每年的 4 月 7 日被指定为世界卫生日。近 20 年后，世界卫生组织开始通过全球疫苗接种运动来消灭天花。

联合国颁布千年发展目标后，全球卫生外交急剧加速。首先是在 2005 年，一项《国际卫生条例》（International Health Regulations，IHR）修订完成了，接着是在 2007 年，7 个国家的卫生部部长通过《奥斯陆部长级宣言》（Oslo Ministerial Declaration）将全球卫生与外交政策联系起来。《国际卫生条例》，也被称为《国际卫生条例（2005）》，是世界卫生组织的所有成员之间的一项协议，关注全球卫生安全，特别针对重大公共卫生事件的检测和评估，以及国家入境处（如港口和机场）的疾病控制工作的强化。促成《国际卫生条例（2005）》修订的一个关键因素是 2003 年严重急性呼吸系统综合征（SARS）的大流行。那次大流行造成了 8 000 多人感染，死亡率约为 10%，它还严重影响了中国香港和加拿大多伦多的经济。这一致命流行病的破坏力给人类敲响了警钟。2019 年，埃博拉疫情在刚果民主共和国暴发后，这些防疫措施又得到了加强，并在下一年用来应对新冠肺炎疫情。在这种情况下，我在耶鲁大学的同事伊洛娜·基克布施（Ilona Kickbusch）将全球卫生外交定义为"一种全球卫生治理体系";而我在乔治城大学的同事兼从前的学生丽贝卡·卡茨（Rebecca Katz）则提供了一个操作性定义。她将其看作是一个包含国家间协议的框架体系，譬如《国际卫生条例（2005）》，或是与联合国国际组织、全球疫苗免疫联盟等之间的公认的国际伙伴关系，又或是与盖茨基金会或其他非国家行为体的全球合作关系。

疫苗合作

纵观现代历史，疫苗对全球公共卫生的影响已经超越了其他所有生物技术。因为有了疫苗，天花得以根除，脊髓灰质炎在全球几乎绝迹，麻疹的死亡人数下降了90%以上，b型流感嗜血杆菌引起的脑膜炎已不复存在。

我认为，疫苗合作在某种程度上可以理解为全球卫生外交的一个组成部分或特定的方面。疫苗合作输送大量的疫苗，是一种人道主义的干预措施。其发起者通常是一个或多个联合国机构（最著名的有全球疫苗免疫联盟、联合国儿童基金会和世界卫生组织），或者是非政府发展组织。实例有非洲暴发霍乱和埃博拉期间的紧急疫苗接种，在巴西和哥伦比亚的委内瑞拉移民的麻疹疫苗接种运动，以及阿富汗、巴基斯坦和中东冲突地区的根除脊髓灰质炎运动等。疫苗合作的其他内容则与大流行病期间的疫苗获取有关，要努力确保抗流感疫苗的公平分配，特别是在疫情和大流行病的情况下。

疫苗合作的另一个关键要素是需要至少两个及以上国家的科学家共同开发或改进新疫苗。疫苗科学和疫苗合作的领导者，与其说是联合国的机构或者非政府发展组织，不如说是那些真正的科学家。这些科学家们可能来自对立的甚至有直接冲突的国家，但他们可以在同一研究组织中工作，或者能够在不稳定的政治环境和外界压力下一起工作并参与合作，做到这一点尤为重要。美苏冷战期间有一段长达20年的往事充分诠释了什么是疫苗合作。它始于斯普特尼克卫星的成功发射，终于1977年天花的根除。作为美国科学特使，我与来自中东和北非国家的科学家们精诚合作，就是在复兴这种疫苗外交。

疫苗真的算得上是一种特殊的外交方式吗？我的答案是肯定的，特别是考虑到从20世纪起，疫苗已经挽救了数亿人的生命。从这个意义上来说，疫苗技术和疫苗普及代表了现代人类对战争和政治动荡最强有力的抗争。疫苗不仅是挽救生命的科技，也是减少人类痛苦的绝佳手段，更是促进国际和平繁荣的有力工具。它是人类最伟大的发明之一。

疫苗合作简史

疫苗合作的历史与疫苗的历史相伴而生，颇为有趣，可追溯至18世纪后期，英国医生爱德华·詹纳（Edward Jenner）研制出了世界上最早、最原始的天花疫苗。疫苗的英文是"vaccine"，而"vacca"在拉丁语中是"牛"的意思，意指疫苗中使用的减毒病毒来源于感染了牛痘病毒的奶牛。但有一项分析质疑了詹纳所用的病毒的来源，认为他用的可能是马痘病毒甚至完全是另一种病毒，但却只被简称为"牛痘病毒"（vaccinia）。詹纳的天花疫苗短期内就对英格兰的公共卫生产生了巨大影响，而且它还被运送到大西洋彼岸的美国。在那里，托马斯·杰斐逊（Thomas Jefferson）总统本人在弗吉尼亚州及周边地区进行了疫苗试验。1803年，即路易斯安那购地案后一年，杰斐逊委托梅里韦瑟·刘易斯（Meriwether Lewis）和威廉·克拉克（William Clark）进行远征，杰斐逊还鼓励或者安排他们带上疫苗奔赴边境地区。当时，北部平原的美洲原住民正饱受天花之苦，因此疫苗是一种表达和平和善意的方式。不幸的是，有历史学家表示，由于这些疫苗的制备方法不当，它们并没有得到使用。

在欧洲，尽管英法之间的敌对情绪日益加剧，但两国都庆祝表彰了詹纳的成就。在法国大革命以及1799年拿破仑成为法国的首领之后，英国越发担心拿破仑的军队会在欧洲扩张，并阻止欧洲国家与英国进行贸易。于是，英国在1803年对法国宣战，并开始对法国进行海上封锁，随后奥斯特里茨战役和特拉法加战役接踵而至。作为首位疫苗科学家，詹纳声名远扬、备受尊崇，英国政府甚至请他撰写信函来调解因犯的释放及交换事宜（可能还请他参与了其他活动）。例如，在给法国国立卫生研究院的一封信中，詹纳断言："科学永不交战"。因此，拿破仑（也有人说是约瑟芬皇后）宣称"詹纳——这个人的请求我们没法不答应"。拿破仑战争以拿破仑在滑铁卢战役的失败而告终。

这些历史片段凸显了此后持续200年的疫苗范式：疫苗作为高价值技术的影响力立即被认可；疫苗学家们，包括疫苗科学家和疫苗研发人员，享有崇高的科学和专业地位。但从 21 世纪初开始，现代反疫苗运动将矛头直指我们这些疫苗学家。此外，疫苗还具有第三种隐形的特质，表现得不是那么直观和具体，那就是疫苗可以预防因冲突或其他 21 世纪现代因素引发的疾病，在某些情况下，还可以直接解决引发疾病的社会问题。例如，在拿破仑战争期间，詹纳的疫苗本身就是创造和平的工具，在现代历史中开辟了一条新路线。另一位著名的法国人路易斯·巴斯德（Louis Pasteur），在 19 世纪中期开发出下列的几种疫苗时，也利用自己的地位在法语国家（包括北非和东南亚）建立了巴斯德研究所网络。这些研究所早期专注于复制巴斯德的方法，制备和交付了第一种狂犬病疫苗。与詹纳的意见相呼应，巴斯德在 1888 年庆祝巴黎巴斯德研究所成立的演讲中指出："科学没有国界，因为知识属于人类，是照亮世界的火炬。"

冷战是指美国和苏联之间的政治敌对时期。它始于第二次世界大战后，并将全球大部分地区划分为两大势力范围。讽刺的是，这段时间最为充分地展示了何为疫苗合作。双方合作开发和测试口服脊髓灰质炎疫苗，现在才能够在全球范围内减少或根除该疾病。这是一个仅为疫苗圈所知的非凡故事。1957 年斯普特尼克卫星的发射是美国历史上的一个关键事件。当时美国担心在空间和导弹技术方面落后于苏联。在苏联势力进入东欧、柏林被封锁以及朝鲜战争等事件之后，美国迎来了它的至暗时刻。对国内出现的共产党的迹象，美国人变得格外警惕，甚至是过度警惕。

有人可能觉得那时并不是美苏开始疫苗科学合作的最佳时机，但事实就是如此。最终，对脊髓灰质炎的恐惧占了上风。美国在 1952 年的脊髓灰质炎疫情是有史以来最严重的一次。3 000 多人因此丧生，20 000 多人部分或完全瘫痪。在 20 世纪 50 年代，越来越多的学龄儿童和青少年成为脊髓灰质炎的受害者。美国各城市的父母都非常恐惧脊髓灰质炎的夏季流行期。

苏联也深受脊髓灰质炎之害。1954 年至 1959 年，在苏联所有加盟共和国中都出现了脊髓灰质炎疾病，并且发病率逐年上升，其中波罗的海地区发病率最高。莫斯科和明斯克也暴发了脊髓灰质炎的疫情。为了应对疫情，苏联科学家们于 1955 年在莫斯科成立了脊髓灰质炎研究所，并委任米哈伊尔·丘马科夫（Mikhail Chumakov）博士主持实验疫苗开发。另一个关键人物是苏联医学科学院实验医学研究所病毒学系主任，阿纳托利·斯莫罗金采夫（Anatoly Smorodintsev）博士。经两国政府同意，丘马科夫和斯莫罗金采夫于1956年前往美国拜访阿尔伯特·萨宾。萨宾已开发了一种口服的脊髓灰质炎疫苗，其中含有三种不同的减毒脊髓灰质炎活病毒株。

萨宾迫切希望与苏联科学家合作，因为那时已有乔纳斯·索尔克（Jonas Salk）博士发明的注射型脊髓灰质炎疫苗，该疫苗由三种用福尔马林灭活或杀死的病毒株组成。这种注射型疫苗已经在美国获得许可并广泛使用。因此，不仅没有人愿意用萨宾疫苗取代它，而且美国已没有足够数量的未接种儿童来参与口服疫苗的测试。虽然萨宾博士的测试对象有他自己的家人和在离辛辛那提儿童医院实验室不远的联邦监狱里的少数被监禁的年轻人，但接种疫苗的志愿者人数还是太少。这导致他的口服疫苗无法在美国获得产品许可。

顺便提一下，在1995年，我有幸与乔纳斯·索尔克见了一面，地点是他本人在索尔克研究所的办公室。许多人认为该研究所是有史以来最具视觉冲击力的研究机构之一。它由著名建筑师路易斯·康（Louis Kahn）设计，矗立在圣地亚哥以北，俯瞰着加利福尼亚州拉霍亚海岸的海滩（见图2-1）。日落时分，阳光照射在两座主楼中

间的空地上，营造出令人难忘的奇观。那时，我是耶鲁
大学的助理教授，运作我自己的疫苗实验室才几年时间。
索尔克博士是我见过的资深科学家中最和蔼可亲的人之
一。他甚至同意帮助我进一步研发我们的钩虫疫苗。我
们一起待了一个多小时，他自豪地向我展示了办公室里
的画作，由他妻子弗朗索瓦·吉洛（Françoise Gilot，也
是毕加索的前合伙人）所作。我仍记得会面结束后我振
奋的心情，仅仅一个月后，当我在英国开会时，接到了
我妻子安的电话，她告知我索尔克博士去世的消息，我
感到万分悲痛。

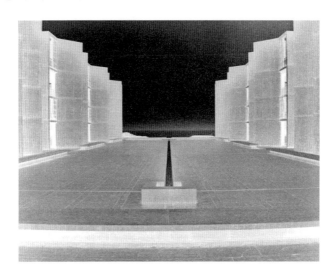

图 2-1　索尔克研究所

回到之前的话题。因为索尔克疫苗需要注射，所以世界人民还需要一种不同类型的脊髓灰质炎疫苗。这种疫苗应当无须使用针头即可接种，因此也不需要受过专业训练的医务人员。这对于非洲、亚洲和拉丁美洲的发展中国家尤为重要，因为这些国家缺乏合格的医务人员，卫生系统资源也几近枯竭。对于非洲、亚洲和美洲的贫困国家而言，萨宾疫苗具有许多优势。它含有脊髓灰质炎活病毒株，但已被减毒或"灭活"到不会再引起疾病，好处就是它可以口服，通过在胃肠道中复制病毒来刺激儿童的免疫系统起作用。如果这种疫苗能够奏效，村庄或城镇的一大群儿童可以排成一排，通过滴剂甚至是沾了滴剂的方糖来接种萨宾疫苗。

继 1956 年苏联科学家访问美国之后，美国国务院准许萨宾在同年夏天进行回访，并启动了一项意义重大的国际合作——萨宾的脊髓灰质炎活病毒株在苏联扩大了生产，并首先在苏联儿童中进行了测试。萨宾提供了充足的疫苗，以便给苏联和捷克斯洛伐克儿童接种免疫疫苗；他还提供了种批，这样苏联人就可以在丘马科夫博士的指导下自行扩大疫苗病毒的生产规模。丘马科夫的儿子康斯坦丁·丘马科夫（Konstantin Chumakov）博士是美国食品和药物管理局的重要疫苗科学家，也是我的同事。他与我分享了对父亲的美好回忆。即使在斯大林去世前后的那段特别困难的历史时期，他父亲一直都是伟大的科学捍卫者。1993 年萨宾去世后没过几年，米哈伊尔·丘马科夫博士也与世长辞了。

最终，在 1959 年底，苏联人成功地制备了 1 000 万剂源自萨宾的脊髓灰质炎活病毒株的疫苗。苏联为数百万儿童接种了疫苗。1991 年，耶鲁大学病毒学的创始教授之一，也是把我从麻省总医院儿童服务中心招募到耶鲁大学的前导师——多萝西·霍斯特曼（Dorothy Horstmann），撰文回忆了自己从 1959 年起独立评估那些脊髓灰质炎临床试验的经历。为了预测试验效果，世界卫生组织要求她在 6 周的时间里详细评估脊髓灰质炎实验室的质量控制情况，以及苏联是否采取了合理的措施来确保疫苗的安全性。

此外，她还提到了丘马科夫为了组织疫苗接种运动，环游苏联与医生团体会面。他在当地电视和电台上寻求社区合作，并与当地报纸一起解释疫苗接种活动的重要性，随后进行了详细的监测调查，其中包括医疗保健机构开展的家访，以评估疫苗是否存在有害影响。以乌兹别克斯坦的塔什干发起的一项运动为例，在一次脊髓灰质炎流行期内，流行病学家前往各个家庭来确认疫苗对公共卫生的影响。估计有 1 000 万—1 500 万名苏联儿童接种了由美国方面的萨宾和苏联方面的丘马科夫及其同事联合开发的口服脊髓灰质炎疫苗。最终，几乎所有 20 岁以下的苏联公民都接种了该疫苗，人数大约为一亿。根据霍斯特曼博士的说法："该疫苗取得了积极的评估结果，再度激发了人们使用口服疫苗的意愿，为美国的大规模现场试验创造了条件，最终促使该口服疫苗在 1961—1962 年获得授权许可。"

由于口服脊髓灰质炎疫苗具有全球范围的可及性，到 2019 年，除 3 个国家之外的其他所有国家都消除了这种疾病。这 3 个国家是尼日利亚、阿富汗和巴基斯坦，那里的敌对行动和冲突导致联合国机构和社区卫生工作者无法让疫苗覆盖所有地区。

接下来，萨宾疫苗可能会逐渐被索尔克疫苗所取代。虽然接种口服疫苗具有非常明显的益处，但萨宾疫苗也存在着显著缺点。它由活病毒株构成，可能会发生突变。这意味着极少数接种过疫苗的儿童会将变异版本的病毒带入社区，从而造成类似于野生型脊髓灰质炎病毒的并发症，包括瘫痪。因此，要彻底消灭全球的脊髓灰质炎，我们认为这可能需要后续再接种索尔克灭活疫苗，目前大多数国家正在逐步采用索尔克疫苗。到头来，要想根除全球的脊髓灰质炎，就需要综合运用萨宾疫苗和索尔克疫苗，我觉得这非常具有讽刺意味，原因在于这两位先生是死对头。我在贝勒医学院的办公室里有一张萨宾博士和索尔克博士合影的影印件（见图2–2）。照片拍摄于一次会议，萨宾和索尔克并排坐在一起。有趣的是，坐在他们身后的那位旁观者面带惊讶之色。

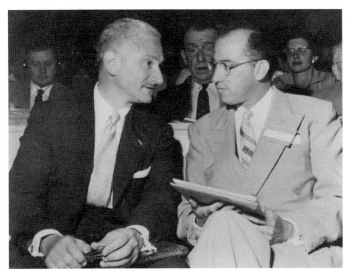

图2-2 萨宾（左一）和索尔克（右一）的合影

健康是通往和平的桥梁

国际合作发展与口服脊髓灰质炎疫苗的试验已被证明是克服冷战意识形态的强大力量。它也是有史以来最重要和最成功的生物技术发明之一——一项能在全球范围内彻底消灭脊髓灰质炎的生物技术。现在，世界卫生组织进一步升华了口服脊髓灰质炎疫苗的人道主义精神，开展了"健康是通往和平的桥梁"计划和人道主义停火项目。该项目促成了阿富汗、伊拉克、南苏丹和其他战乱地区的停火，以便为当地儿童接种脊髓灰质炎疫苗。时至今日，作为冷战产物的脊髓灰质炎疫苗仍然是维护和平与消灭疾病的有力武器。

第三章　疫苗科学特使

当前我们依然受益于美苏疫苗科学外交的成果，全球都在努力根除脊髓灰质炎。根据1988年世界卫生大会通过的决议，我们发起了全球根除脊髓灰质炎行动并延续至今。世界卫生大会通常每年举办一次，并在全球卫生领域发挥着关键作用。每年5月，全球各国及地区的卫生部部长都会在位于瑞士日内瓦的世界卫生组织总部开会，并通过应对全球健康威胁的新决议。例如，《国际卫生条例（2005）》（IHR）就是在"非典"疫情后的世界卫生大会上制定的。理论上，在通过决议之后，世界卫生大会应发动全球一起努力，调动资源（主要是资金和人力资本）将政策转化为行动，并及时制定和执行干预措施。

近年来，我参加了几次世界卫生大会。一方面，它对政策的制定产生重大影响；另一方面，也为我提供了与高层决策者们见面的机会。世界卫生大会使我有机会积极推动干预措施的制定，从而推动被忽视的热带病的防治，推动全球卫生研究和发展，并努力消除全球"疫苗犹豫"的现象。我上一次参会是在 2019 年。我与美国卫生与公众服务部部长亚历克斯·阿扎（Alex Azar）一起在小组讨论会上发言，阐释了美国反疫苗运动发酵带来的威胁，以及我对反疫苗运动全球化的担忧。这类会议往往让人感到兴奋，部分原因是全球重要的卫生领袖（包括联合国主要机构和非政府发展组织的负责人）都会参会并积极发言，很多媒体也会到场。大会还能帮助制定未来的议程，并将重要的新议题引入国际舞台讨论。

1988 年世界卫生大会召开时，脊髓灰质炎正在 100 多个国家蔓延。但人们做出了令人印象深刻的应对措施，推出了口服脊髓灰质炎疫苗并扩大了其全球覆盖面，最终消除了脊髓灰质炎。在过去的 30 年里，全球根除脊髓灰质炎行动已经使超过 25 亿名儿童受益，仅剩阿富汗、尼日利亚和巴基斯坦未根除这一疾病。此外，自 1988 年以来，全球脊髓灰质炎发病率已下降了 99%，3 种脊髓灰质炎类型中有两类（II 型和 III 型）现已被根除。到目前为止，国际社会对全球根除脊髓灰质炎行动的投资超过了 100 亿美元。这些钱款来自各国的捐献，也来自盖茨基金会和国际扶轮社。国际扶轮社是一个慈善团体，有35 000 多个服务性项目和超过 100 万名会员。我也加入了国际扶轮社，有幸认识了很多成员。国际扶轮社的成员基本没有医学背景，但他们学得很快，也非常热心地向社区内的普通民众宣传根除脊髓灰质炎的方法。

根除脊髓灰质炎行动已经进入了"最后一英里"的收尾阶段，但是这最后的 0.1% 的病例很难清零，因为许多被感染的儿童是无症状感染者。这样的事实意味着，发现一例脊髓灰质炎儿童患者往往只是冰山一角，因为这意味着可能至少有 100 名其他的感染儿童，但他们都是无症状感染者。这种情况下，环型疫苗接种法（在根除天花期间发展起来的一种方法，即对临床天花病例的接触者或接触者的传播人群接种疫苗）基本行不通，替代之法就是整个村庄或城镇的人都需要接种疫苗。

另一个问题是脊髓灰质炎疫苗中的活病毒毒株可能发

生变异，导致疫苗衍生出脊髓灰质炎病毒（VDPV）。接种了脊髓灰质炎活疫苗的儿童会在粪便中排出活病毒。在卫生条件差和儿童免疫率低的地区，病毒会存活在环境中并发生基因变异。在极少数情况下，这些突变会产生具有致病性的活疫苗毒株。虽然这种情况极为罕见，但在过去20年里至少有100亿名儿童接种了口服脊髓灰质炎疫苗，也出现了数百例疫苗衍生脊髓灰质炎病例。现在，我们几乎实现了口服脊髓灰质炎疫苗的全球覆盖，希望疫苗衍生脊髓灰质炎病例和野生型脊髓灰质炎病例一样能被逐渐根除。现在，越来越多的国家采用索尔克脊髓灰质炎疫苗（只含有被杀死的脊髓灰质炎病毒），相信我们终有一天能彻底根除这种疾病。

V.2.0: 全球根除天花倡议

冷战期间，美国和苏联科学家不仅仅合作研制了脊髓灰质炎疫苗。在 20 世纪 50 年代，病毒学家、苏联卫生部副部长维克多·日丹诺夫（Viktor Zhdanov）博士开始关注天花这一问题，当时这一疾病从亚洲，尤其是中亚五国，传入了苏联。1958 年，他向世界卫生大会（当时在明尼苏达州明尼阿波利斯市召开）提出，世界卫生组织应该考虑发起一项根除天花的倡议，并承诺可以提供苏联制造的冻干天花疫苗。和萨宾疫苗一样，冻干天花疫苗也是一种活病毒疫苗，但它是注射而不是口服疫苗。冻干天花疫苗的优点是能承受极端温度，因此可以运送到全球高温炎热地区，让热带发展中国家的人也能接种疫苗。

我始终认为日丹诺夫博士是全球卫生史上的无名英雄。他曾接受过军医培训，但后来对流行病学产生了兴趣，担任了乌克兰的一家研究所主任，负责流行病学研究。再后来，他成了苏联卫生部副部长，并敦促世界卫生组织着手根除天花。2015 年的一篇文章提到日丹诺夫时称："世上最好的人是个不为大家熟知的乌克兰人。"

日丹诺夫的提议很有说服力，但全球卫生界最初的反应并不热烈。当时拒绝和犹豫的原因很多，包括对普及疫苗的可行性的质疑，还有很多复杂的冷战时期地缘政治问题。根据唐纳德・A. 亨德森（Donald A. Henderson）博士（他后来成为根除天花的领军人物，人们都称他为 D.A.）的说法，当时美国更关注用 DDT 杀虫剂和抗疟药氯喹来消灭疟疾。虽然由于病毒逐渐产生了对杀虫剂和抗疟药物的耐药性，全球根除疟疾的努力最后以失败告终，但这却耗费了世界卫生组织大量的财力和人力。

虽然苏联一直受到世界卫生组织和美国的抵制，但仍然坚持向印度和其他国家捐赠了数亿剂天花疫苗。在1966年，世界卫生大会批准了一项全球根除天花项目。该项目将总部设在世界卫生组织，并通过国际支持获得了资金。我对其中的具体谈判细节不是很了解，但带头努力说服世界卫生组织关注天花的苏联，最后却出人意料地批准了美国人 D. A. 亨德森博士作为世界卫生组织的代表担任这一项目负责人。苏联承诺每年捐赠 2 500万剂自己制造的冻干疫苗。与此同时，亨德森博士受邀飞往苏联，挑选苏联医生和流行病学家与他一起开展世界卫生组织的根除天花运动。美苏疫苗合作的新篇章也拉开了序幕。

到 1973 年，苏联捐献的冻干天花疫苗已达到 10 亿剂。据另一位根除天花运动的领袖威廉·福格（William Foege）博士（他在 1977 年至 1983 年担任疾病控制中心主任）说，天花疫苗的制作技术也被传授给印度的 4 家工厂，用于制造印度本土冻干疫苗。1977 年，索马里发现了最后一例自然发生的天花病例。经过全面细致的全球监测，1980 年，全世界彻底消灭了天花。

美国、苏联和印度在 20 世纪六七十年代的合作，是一个了不起的壮举，解决了像天花这样紧迫的流行病威胁。在取得这一成就 20 年后，我很荣幸有机会在乔治·华盛顿大学的微生物学系主任办公室见到了亨德森博士。他很亲切地来与我见面，我也有幸向他展示了我们的实验室，当时我们正在研制针对血吸虫病和人类钩虫感染的新疫苗。他在世界卫生组织任职期间，又成了约翰·霍普金斯大学公共卫生学院的院长，并在华盛顿特区的美国卫生与公众服务部工作。同时，他和我的前导师菲利普·K. 拉塞尔（Philip K. Russell）博士一起建立了生物防御计划，并最终帮助建立了生物医学高级研究和发展管理局。见面那天，亨德森博士和我探讨了疫苗带来的力量，这更加坚定了我的信念。我相信数十年来致力于研制一种新疫苗，尤其是针对贫穷人口易感疾病的疫苗，意义深远。亨德森博士是我见过的最谦逊的人之一。和他见面时，我一直在提醒自己，我是在和一位疫苗界的领袖见面，是他领导大家根除了地球上最严重的疾病。此外，我在萨宾疫苗研究所任职期间，还有幸与西罗·德·夸德罗斯（Ciro de Quadros）博士密切合作，他曾是亨德森博士的下属，并在全球范围内领导过许多天花疫苗接种计划。西罗博士后来加入了萨宾疫苗研究所，成为国际公认的疫苗供应方面的专家。2014 年，西罗因癌症去世前不久，泛美卫生组织授予了他"美洲公共卫生英雄"的称号。在我担任萨宾研究所所长时，他成了我的好朋友和同事。当他接受荣誉时，我也在场，现场掌声雷动，我永远不会忘记这一幕。几周后，他去世了，我深感悲痛。

天花造成的死亡人数比 20 世纪所有战争造成的还多，因此亨德森博士、威廉·福格和西罗·德·夸德罗斯联手创造了人类最伟大的胜利之一。同时，天花的根除首先是源于在苏联大规模生产，后由美国人领导的世界卫生组织项目分发提供的冻干疫苗。从这个意义上说，疫苗合作在冷战期间和冷战后取得过两场胜利——分别是全球根除天花和脊髓灰质炎基本根除。

全新的开始

进入 21 世纪，当我担任萨宾疫苗研究所所长时，我有了这样一种想法：疫苗合作可能不仅仅是一个历史奇闻或有趣的冷战故事，而是一个可以再次盛行的概念。

事实是，在苏联解体和冷战结束后，俄美的疫苗合作并没有完全终止。这一时期的双边合作主要集中在针对艾滋病以及其他性传播疾病和肺结核的预防，而且合作颇有成效。2009 年，美国和俄罗斯建立了双边总统委员会，用来控制脊髓灰质炎和疟疾，并解决烟草和酒精带来的健康问题。然而，正如我在 2017 年谈到的："联合疫苗科学外交带来了口服脊髓灰质炎疫苗，并促使全球为根除疾病同心同德，并为之共同努力。与之相比，现在的合作虽然重要，但略显逊色。"

2009 年 6 月 4 日，上任第一年的美国总统巴拉克·奥巴马在埃及开罗大学发表主题为"全新的开始"的演讲，自此疫苗合作也得到了"全新的开始"。在近现代美阿关系受到严重破坏的背景下，白宫想要通过这次演讲向穆斯林世界发出新的信号。奥巴马政府认为开罗是阿拉伯世界的重要历史和政治中心，而开罗大学是其中关键的知识中心。塔哈·侯赛因（Taha Hussein）是 20 世纪最伟大的伊斯兰和阿拉伯学者和知识分子，他曾在开罗大学担任教授和院长。我以前曾提到，侯赛因还患有致盲性沙眼（这是被忽视的热带病之一），并因为眼疾和失败的眼科手术失明。

奥巴马总统以这段话开始了演讲："我来到这里是要在美国和穆斯林世界之间寻求一种以共同利益和相互尊重为基点的新开端——建立在美国和伊斯兰世界并不相互排斥、并不需要相互竞争的事实之上。不仅如此，美国和伊斯兰世界是相互交叠的，遵循着许多共同的价值观——正义与进步的价值观；崇尚宽容，维护人类尊严的价值观。"在演讲中，奥巴马总统强调了伊斯兰学者在数学、航海、建筑、诗歌、音乐、写作、印刷和医学等领域的重要知识及学术贡献。他还谈到了通过"各种连接各族人民的桥梁促使我们采取行动，推进共同的人道精神——不论是在非洲抗击疟疾，还是在自然灾害后提供救援"。紧接着，他提出了国际科学合作的一个特别的新倡议：

在科学技术领域，我们将发起一项新的基金以支持穆斯林国家的科学技术发展，帮助把科技理念转化到市场上去，以创造更多就业机会。我们还将在非洲、中东及东南亚地区开设科学促进事业中心，并任命新的科学事务特使开展新的合作项目，包括开发新型能源、创造有利环保的工作机会、数字化唱片、清洁饮用水、种植新型农作物等。今天我宣布与伊斯兰会议组织开展一项新合作，旨在根除脊髓灰质炎。我们还将谋求扩大与穆斯林社区的合作关系，以促进儿童和孕期妇女的健康。

之后，我认真拜读了演讲稿。在那时，我意识到，有一天它可能会对我的生活产生重要的影响。在我看来，奥巴马总统公开提及与伊斯兰世界的疫苗合作，其方式与冷战时期的疫苗合作类似。冷战结束后，我们需要开辟疫苗合作的新领域。如果我们能搁置与伊斯兰国家的意识形态方面的差异，在疫苗科学上进行合作，就有可能实现 21 世纪的疫苗合作。

奥巴马总统在那个夏天发表的演讲让我备受启发，我仔细地研究了伊斯兰国家所遭受的疾病。2009 年，我观察到很多被忽视的疾病暴发在穆斯林人口占多数的国家。被忽视的热带病（如血吸虫病、钩虫感染和利什曼病）对伊斯兰合作组织（前身为伊斯兰会议组织）的成员国影响尤为严重。当时，我的研究小组正在疫苗研制合作实验室研制针对这些疾病的新疫苗，这种工作对我来说并不陌生。热带病带来的长期健康损害让人们深陷贫困，而穆斯林国家迫切需要这些"反贫困疫苗"。

美国科学特使项目

在开罗发表演讲后不久，奥巴马就采取了重要行动。仅5个月后，在摩洛哥马拉喀什举行的"未来论坛"峰会上，时任美国国务卿的希拉里·克林顿在一次演讲中宣布要建立美国科学特使项目。这在很大程度上是一项两党合作的倡议，因为该项目的立法提案是由共和党参议员理查德·卢格（Richard Lugar）在国会上提交，之后由参议院外交关系委员会通过。科学特使项目的立法和公布有一个关键的基础，那就是自我肯定。美国在科学领域的诺贝尔奖得主比任何国家都要多，研究院所和高校也一直备受称赞，并常常作为典范被全球其他科研机构效仿。在2015年的德瓦尼亚会议以及数十年的国际交流过程中我注意到，美国有非凡的科学和智力动力，也愿意培养新一代科学家，因此备受尊崇。这在美国科学特使项目的设立中也得以体现。

美国第一批科学特使包括3位杰出的科学家：艾哈迈德·泽维尔（Ahmed Zewail），出生于埃及的加州理工学院教授，1999年获得诺贝尔化学奖；埃利亚斯·泽鲁尼（Elias Zerhouni），出生于阿尔及利亚，是约翰·霍普金斯大学医学院前院长、美国国立卫生研究院院长；布鲁斯·阿尔伯茨（Bruce Alberts），美国国家科学院前任院长，《科学》（*Science*）杂志主编和加州大学旧金山分校的生物化学教授和系主任。科学特使与美国国务院、白宫科学技术政策办公室以及美国驻外使馆合作工作，主要任务集中在科学领域的"持续的国际合作"方面。这包括在穆斯林国家倡导提高科研机构的透明度，同时促进公众参与科学和科学教育，并向驻东道国的美国大使馆提出关于访问交流机会方面的建议。他们还被允许建立新的科学技术项目。另一个重要目标是推广女性在全球科学研究中的作用。逐渐地，科学特使中出现了越来越多女性的身影。科学特使项目于 2010 年正式启动，从那时起，陆续有 18 名特使访问了 40 多个国家。

中东和北非的疫苗合作

2014 年秋天，我很激动，因为接到了美国国务院的电话，邀请我担任美国科学特使一职。在电话中，美国国务院进一步表示，特别希望我把重点放在中东和北非国家，这既是因为这是 2009 年开罗演讲中指定的任务，也是因为叙利亚和伊拉克的恐怖组织"伊斯兰国"（IS）日益增长的威胁使情况日渐复杂且极具紧迫性。

然而，在这一地域有很多可以开展疫苗合作的机会。当时，我对推动与伊朗的疫苗合作很有兴趣。我也向国务院和白宫解释，与伊朗开启疫苗合作，与 20 世纪 50 年代末阿尔伯特·萨宾在苏联所面临的情况会有一些相似。首先，我们迫切需要为该地域研制新疫苗，特别是为冲突地区出现的疾病研制新疫苗（包括我们正在为利什曼病和血吸虫病研制的疫苗）。其次，伊朗在德黑兰设立了巴斯德研究所和拉兹血清学研究所，是该区域为数不多的有能力研制疫苗的国家之一。与经验丰富的伊朗疫苗科学家合作，意味着我们能在一个或多个联合项目上有所进展。此外，国会没有为美国科学特使项目大量拨款，意味着我们需要依靠东道国来提供大量物质支持，而伊朗的疫苗机构可以调动资金。最后，要与一个外交接触不多（甚至是极少）、关系紧张的国家发展伙伴关系是一个让人极度兴奋的挑战，这很像美国和苏联在 20 世纪 50 年代和 60 年代的情况。

在华盛顿举行的首次会议上，我们重点讨论了我作为科学特使将去的目标国家的问题。我阐述了与伊朗开展疫苗合作的潜在好处和机会。然而，在陈述我的论点时，我很快从听众的肢体语言上注意到他们并不赞同。很多人抱着胳膊，而且没有人向我提问。很明显，伊朗成不了我的目的地了。我有点失望，尤其是因为国务院的同事没有给我任何反对的理由。但我们后来了解到，奥巴马政府已经开始与伊朗就核裁军问题进行了敏感的讨论。所以我猜，他们不可能在这时让一位教授在德黑兰到处宣传疫苗合作，把事情弄得一团糟。

关于目标国家选择的第二轮讨论效率变高了。北非国家摩洛哥和突尼斯也是我们很担心的国家。两国的青年失业率和就业不足率都很高，人们担心新一代年轻人会心怀不满，容易被"伊斯兰国"招募，导致该地区滋生恐怖主义。据估计，在2012年至2014年，超过1 000名摩洛哥人加入了叙利亚和伊拉克的"伊斯兰国"组织，并宣称对欧洲的恐怖袭击事件负责。数千名突尼斯年轻人也加入了"伊斯兰国"。因此，作为美国科学特使，我的一个潜在目的是在北非通过发展生物技术来帮助建立该地区生物技术的商业生态，以促进新型高水平就业和经济多样化。

另一个我很感兴趣的重要目标国家是沙特阿拉伯王国。沙特在很多方面都是伊斯兰世界真正的中心，至少是逊尼派伊斯兰的中心，这也符合美国的战略利益。国务院认为我担任在沙特阿拉伯的科学特使角色特别重要，因为它有可能缓和因美伊新事态带来的美阿紧张关系。考虑到沙特阿拉伯有中东最有名的大学和科研机构，以及领先的生物技术，我认为即便不是在所有的疫苗相关领域，仅在新疫苗研制方面就有很多工作可做。沙特阿拉伯被夹在两个战争区域之间，这事实上也增加了机遇。

后来我多次前往这一地区，包括 5 次沙特阿拉伯之行，2 次摩洛哥之行和 1 次突尼斯之行。在此过程中，我成为为数不多的连任两届的科学特使之一。对我来说，这是一次改变我人生的经历，因为它让我能够自由地探索并实现我对疫苗合作的心愿。我也想深深感谢国务院的同事们，虽然他们并不那么知名，但我认为他们是我见过的最富有经验和忠诚的公务员。他们也称得上是真正的英雄。

第四章
与"人类世"时代的疾病作斗争

    作为美国科学特使，我的主要精力放在了提升疫苗研制能力以及参与美国对外的疫苗合作开发上，合作对象是中东和北非地区穆斯林占多数的国家。此外，在"伊斯兰国"和也门的战争冲突地区也有疫情暴发，我希望能研制新疫苗来应对那些地方的疾病。战争导致的公共卫生基础设施与公共卫生体系崩溃成为中东地区疾病的主要诱因，但这并不是唯一的驱动因素。该地区还出现了罕见的高温天气，有时气温还会长期保持在50℃，并伴有洪水和干旱。由于气温升高，昆虫的栖息地范围扩大，易受虫媒传播疾病影响的区域也就更大了，而洪水则有利于传播血吸虫病的中间宿主蜗牛的生存。此外，前所未有的干旱和高温天气迫使人们放弃农田，逃往城市中心，在叙利亚的阿勒波就发生了这种情况。城市的粮食安全和安全饮用水的供给本就难以维系，而城市化更是雪上加霜。结果就是城市更容易受到霍乱和其他传染性腹泻疾病以及新型冠状病毒的影响。在战争冲突、人类迁徙、气候变化、城市化和 21 世纪的其他驱动因素的共同作用下，传染病频频暴发。所有上述变化是否有共通之处呢？

人类世

2016 年，我参加了得克萨斯州韦科的贝勒大学科学、技术、工程和数学（STEM）与人文研讨会，并在会上发表了演讲。该研讨会是一年一度的活动，旨在融合人文学科与科学、技术、工程和数学学科，以促进不同领域之间的对话和协作。此外，研讨会还希望为大学课程带来创新和变化。我很高兴能参加这个研讨会，因为那时我越发认识到，我们可能需要超越传统的生物医学模式，综合考虑上文所述的那些社会和自然的决定因素，才能解决复杂的全球卫生问题。在大学里，各学科常常单打独斗，因此病毒学家和疫苗学家很少与经济学家、政治学家或人文学者交谈，政府机构也倾向于各自为政。2016年研讨会的主题是"人类世"，当时我对这个词的认识还很模糊。不过，受邀发表演讲让我有机会进一步研究这个主题。我发现，"人类世"有助于将可能需要疫苗合作的现代国家组织起来。

2000年，在墨西哥的一次会议上，荷兰的大气化学家兼诺贝尔奖获得者保罗·克鲁岑（Paul Crutzen）提出了"人类世"一词。克鲁岑曾为"核冬天"的概念做出过贡献。他之所以提出"人类世"，是因为有观点认为：大约在12 000年前，冰河时代结束，全新世开始，自此，人类进入第一个新的地质时代。"人类世"的主要论点在于：有地质学证据表明人类已经给地球带来了翻天覆地的变化，因此，人类的活动时期可算作一个新纪元。

尽管这个想法很有启发性和趣味性，但是依然有许多地质学家和地球科学家怀疑"人类世"的真实性。不过，一些相关的发现可以支持这一理论。比如，英国地质调查局的报告指出，肥料的使用和人类农业活动的扩张导致土壤中磷和氮含量增加；第二次世界大战导致土壤中铅含量升高；原子弹和氢弹试验后，放射性核素首次被发现；大气中二氧化碳和甲烷含量也在增加，导致气候发生变化。上述发现都揭示了广泛的人类活动所带来的"地球化学信息"及其对地球造成的影响，也都说明了气候变化、城市化和战争等，可能会引发或传播疾病。

人们对于这个新时代的开始时间也持不同意见。有人认为它始于伴随农业而来的人类文明发展；也有人认为其始于工业革命或核时代；还有人将其与全球混凝土和塑料含量的上升以及大量动植物物种的减少联系起来。我发现，"人类世"是一个十分有用的总括性术语，可以涵盖人类对环境造成的所有影响，而环境的变化引发了新的、被忽视的疾病。"星球健康"也是一个相关术语，用于描述生态系统转变和文明变化背景下的公共健康。洛克菲勒基金会－柳叶刀星球健康委员会确立了这一概念的定义和框架，并最终在哈佛大学成立了星球健康联盟。现在许多地方性和流行性传染病的加速传播，主要是"人类世"力量中的社会性决定因素引发的，而贫困往往是其中的主导因素。同时，我们更多地目睹战争冲突和政治动荡，它们叠加人类迁徙和城市化（这些情况经常同时发生），加剧了这些疾病的传播。此外，随着干旱频发、温度升高，人们放弃耕地并涌入城市，城市化可能与气候变化等自然的决定因素有关。图 4-1 详细展示了其中的一些具体因素。

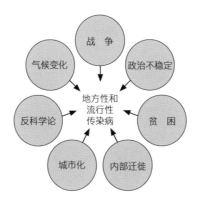

图 4-1 受"人类世"力量的决定性因素影响，许多地方性和流行性传染病正在加速传播

注：原图由肯尼·奎瓦斯（Kenny Cuevas）提供。

战争与政治崩溃

战争还会传播并加剧已经在人群中蔓延的疾病。20世纪，第一次世界大战结束时，军队和其他人口的大规模转移导致流行性流感的传播，而两次世界大战中都产生了斑疹伤寒流行病。21 世纪地缘政治给予我们的一个重大教训是，无论哪里发生战争并出现极端政治动荡的情况，新的被忽视的疾病都随之而来。海地地震和也门战争之后霍乱暴发，西非（几内亚、利比里亚和塞拉利昂）以及刚果民主共和国经历了多年的暴乱和冲突，而之后就出现了埃博拉疫情。委内瑞拉经济崩溃后也出现了疟疾、其他病媒传播疾病以及麻疹疫情。随着贩毒集团的活动，这些疾病也开始在中美洲北三角地区蔓延。中东地区是全球新出现被忽视热带病暴发的新近热点地区。

衡量或确认疾病与冲突之间的联系并非易事，因为战区，正如其词意一样，对于流行病学家和健康科学家而言就意味着危险，所以在战争时期进行详细的流行病学调查并不现实。然而，我和丽贝卡·杜（Rebecca Du）、杰弗里·斯坦纳威（Jeffrey Stanaway）将全球和平指数（经济与和平研究所发布）与目前大多数被忽视热带病流行率最高的国家进行比较发现，研究的 18 种不同类型热带病中有 15 种疾病的流行率最高国家，其全球和平指数均处于"低"或"非常低"的状态。此外，特定热带病全球流行率最高的几个国家正处于战争或冲突之中，其中包括阿富汗（皮肤利什曼病患病率世界最高）、中非共和国（非洲人类锥虫病流行率最高）、缅甸（狂犬病）和南苏丹（两种热带病——内脏利什曼病和麻风病的患病率最高）。还有一些处于相同境地的国家，虽然已经结束了战争冲突，但局势依旧混乱，如安哥拉和利比里亚及东帝汶。约翰·霍普金斯大学彭博公共卫生学院流行病学教授克里斯·比约尔（Chris Beyrer）认为冲突成为疾病诱发条件，主要是因为粮食安全问题和营养不良，或其他增加疾病易感性的因素。此外还有增加的病源接触，尤其是作为载体传播病毒或寄生虫的昆虫。

战争冲突导致疾病流行的关联因素中，有一些是至关重要的社会性决定因素，如医疗设施的破坏和公共卫生服务体系的崩溃（尤其是疫苗接种和大规模治疗运动），以及粮食安全体系、动物管控、污水处理和卫生系统的中断，或用于减少昆虫疾病传播的病媒控制计划的中断。此外，政府医疗服务受冲突影响，导致医生、护士和公共健康专家等当地卫生体系所需的关键人员流失。另一个因素是战争对环境的直接破坏，导致森林砍伐以及水、土壤和食物污染。饮水和粮食安全问题导致腹泻病，人们因营养不良更易感染疾病。人类被迫迁徙和流离失所是另一个因战争导致疾病的主要因素，战争让人们无处可依，同时又导致营养不良问题，使人们易于接触媒介昆虫和其他疾病传播媒介。此外，人类迁移还剥夺了他们获得医疗保健的机会。难民流动还有可能给一个地区带来新的疾病。暴力也是一个因素，包括性暴力和极度贫困的极端恶化——这本身就是一个社会性决定因素。

> **战争冲突导致疾病流行的关联因素**
> - 破坏医疗设施
> - 卫生体系和公共卫生服务的崩溃
> - 医疗服务和公共卫生人员流失
> - 粮食、水安全及动物控制问题
> - 环境破坏
> - 人口迁徙和人类迁移
> - 政府能力缺失
> - 暴力
> - 贫困加剧

气候变化

大量的科学数据表明全球正在变暖，而这极有可能是由人类活动而造成的。气候变暖的主要事实：自19世纪末以来，全球平均表面温度上升了近1℃，海洋变暖，极地冰原和积雪减少，海平面上升，海冰融化，冰川消退以及极端的天气事件增多。

在中东，有些城市的日常温度已超过50℃（122 ℉）。由于干旱和长时间高温，一些地区出现了沙漠化，很快就不再适宜人类居住。气候变化引起的干旱迫使当地农民前往城市（如叙利亚城市阿勒颇和大马士革），城市因此变得拥挤，而这又进一步加剧了政局动荡和内乱。与此同时，气温上升和干旱让伊拉克的底格里斯河、幼发拉底河以及其他区域的淡水逐渐干涸，减少的水源更加剧了矛盾和冲突。

在撒哈拉以南非洲、赤道南北15度范围内的地区，包括刚果民主共和国、南苏丹和中非共和国这些主要冲突地区，也经历了长时间的高温热浪，炎热的夜晚越来越多。此外，虽然中部非洲的降雨量增加了，但萨赫勒地区的干旱却在不断加剧。委内瑞拉也正经历着40年来最严重的干旱，并持续缺水。2013年至2016年，委内瑞拉的降雨量减少了50%—65%，这又降低了国家的水力发电能力，并造成长期停电。咖啡、玉米和水稻产量以及牲畜数量也不断减少，减少的水储量和干旱一齐埋下了食物短缺的隐患。

因此我们发现，由于高温、干旱和荒漠化，气候变化加剧了受冲突影响的地区的食物短缺和水源安全问题。气候变化还迫使人们进入日益拥挤的城市，保障卫生的设施和安全用水的市政基础设施因此出现了故障。因此，受气候变化影响而出现冲突的地区并非偶然，而且气候变化本身还可能会进一步破坏经济和政府的稳定。

我有幸与美国前副总统戈尔见过两次面，并聆听他的讲话。在这两次见面中，他着重指出了气候变化和贫困之间的关系。气候变化对贫困人口的影响很大，贫困人口极易受到粮食短缺、水源不安全以及极端天气影响，因为他们的住房资源紧张，且往往不得不生活在海拔较低、易受洪水侵袭的区域。正因为如此，气候变化推动了无管制的城市化，加剧了贫困和政治不稳定。这样一来，气候变化将加剧热带病和传染病疫情。

除了政治不稳定和冲突的间接影响之外，越来越多的证据表明，气候变化还直接影响了传染病和热带疾病的暴发。我和 A. J. 布鲁姆（A. J. Blum）研究了气候变化对蠕虫感染或寄生虫感染的影响。总体而言，我们的研究结果证实了一些复杂的影响关系，虽然有时显得有点自相矛盾或有违直觉判断。例如，肠道蠕虫感染影响了贫穷国家的数亿儿童，我们甚至在亚拉巴马州发现了一些肠道蠕虫感染的案例。世界卫生组织将这些疾病认定为土壤传播的蠕虫感染，因为人类会因接触被虫卵或寄生虫幼虫污染的土壤而感染这些疾病，其中最常见的是人体钩虫感染。伦敦卫生与热带医学学院的科学家们发现，生活在非洲土壤中的钩虫幼虫能够耐受 40℃ 或更高的地表温度。因此，随着非洲气候变暖，我们可以预见，钩虫感染将成为非洲大陆上主要的感染病。我们在得克萨斯州儿童疫苗研发中心进行临床试验，并研制出了一种新的人类钩虫疫苗，在未来几十年里，这种疫苗可能会在非洲大规模地投入使用。

非洲的另一种主要的寄生虫病是血吸虫病。寄生在人体血管内的雌性血吸虫产出卵子，以尿液或粪便形式将卵子排出体外，然后在水中孵化。幼虫进入生活在淡水或附近区域的蜗牛体内。在非洲的马拉维湖和维多利亚湖这样的大型水体中有着数以百万计的含有血吸虫幼虫的蜗牛。类似的情况也发生在巴西东部和中东的淡水水体中。血吸虫对蜗牛的依赖性证明了其与气候变化的潜在联系。然而，气温升高对人类血吸虫病流行的影响是复杂多样的。例如，有一种传播肠道和肝脏形式血吸虫病的蜗牛不耐高温，所以在未来十年里，气候变暖或将减缓该病的传播速度。然而此消彼长，非洲南部一些地区目前的温度较低，不适合血吸虫病的传播，气候变暖可能会导致那里的患病率上升。这一事实或许也能解释在法国海岸外的科西嘉岛出现的血吸虫病传播的记录。

现在南欧首次出现了严重的热带病，而以前这种热带病
仅发生在非洲大陆和中东地区。

气温升高和降雨模式的改变也会对蚊子和传播疾病
的各种节肢动物产生影响。温度升高会加快蚊子体内病
毒的增殖速度和昆虫的实际发育速度，增加蚊子与人类
接触和叮咬的概率。在此基础上，几个研究小组发现蚊
子传播的病毒感染和蜗牛传播的病毒感染一样，将进一
步扩展到非洲和欧洲地区。

2019年，西蒙·海伊（Simon Hay）教授和同事在
西雅图的华盛顿大学健康度量和评估研究所发表了研究
模型，预测了由伊蚊传播的人类登革热病毒感染的新趋
势。他们预测，到2050年，全球的登革热传播风险将
显著上升。届时，美洲的登革热将扩展到美国南部，超
出目前在佛罗里达南部和得克萨斯南部的局部传播模式，
并延伸到墨西哥中部地区。虽然该地区海拔较高，目前
气温较低，因此不适合伊蚊的生长。出于类似的原因，
阿根廷北部也将面临风险。此外，有些模型预测在日本
和中国东部沿海大城市以及澳大利亚内陆，登革热也将
成为重要的公共健康威胁。而在撒哈拉以南非洲，特别
是在南部非洲和萨赫勒西部，虽然目前仅有零星的病例，

未来却一样容易受到登革热疫情的影响。与之相反，在某些地区，登革热实际上可能会减少，因为当地的高温可能会超过伊蚊生存的温度极限。这种情况可能发生在非洲东部和印度的部分地区，这些区域气温上升较快。因此，登革热血吸虫病的地理分布将发生改变。登革热病毒感染地域范围的变化是否也适用于其他伊蚊传播的病毒，如基孔肯雅病毒或寨卡病毒感染，这是一个值得研究的问题。

就死亡和永久残疾的总感染人数而言，目前非洲所有热带病的源头都是疟疾。全球疟疾致死病例大部分都感染了恶性疟原虫——一种携带疟疾的寄生虫。目前，人们对于"全球气候变暖影响疟疾"这一说法并未达成一致。哥伦比亚大学地球研究所的玛德琳·汤姆森（Madeleine Thomson）和同事发表了一篇论文，强调未来几十年非洲的降水量和温度将会发生巨大变化。建立模型来预测这些变化如何影响疟疾是一项非常复杂的工作。迄今为止的研究证明，20 世纪末萨赫勒地区的降水量减少促进了该地区疟疾的"消退"，但尼日尔和其他地方的降雨恢复可能会导致萨赫勒地区疟疾的再次暴发。另外，在未来几十年里，东非地区炎热干燥的天气可能会导致疟疾感染率下降；但也有些模型预测，在 21 世纪后期，东非地区下游降水量的增加也会导致疟疾疫情的复发。虽然目前非洲东部和南部高地因为气温较低而降低了疟疾的威胁，但非洲升高的气温最终可能导致其再次暴发。

虽然全球气候变暖和海平面上升的趋势是相当确定和可预见的，但气候变化究竟将如何具体影响热带疾病传播模式仍然有待进一步研究。整体上，对寒冷地区而言，虽然目前的气候不利于疾病传播，但全球气候变暖将加剧热带感染病的流行，特别是一些由土壤传播的蠕虫感染以及由昆虫或病媒蜗牛传播的感染。这一观察结果适用于被低海拔的疾病流行区包围的高海拔地区。随着气候变暖，高海拔地区的气温将升高，从而加快了疾病的传播。病媒需要足够的水分，而理论上降水量的增加与气温升高有关，所以升温会加剧疾病的传播。不过，情况并非总是如此，譬如炎热、干燥和干旱实际上可能会降低当地的疾病发生率。

最后，气候变暖和降雨变化引起的热带病的出现或消退并不是孤立发生的。目前，我们正针对几种寄生虫感染的热带病开展大规模治疗行动。未来，这些疾病的流行趋势将在以下两种相对的情形间摇摆：一种是变暖和潮湿地区的疫情暴发,另一种则是在得到大规模治疗的地区或炎热地区的疫情消退。对于使用抗疟药物和蚊帐的抗击疟疾战争而言,情况亦是如此。还有一个未知的问题是,我们能以多快的速度为被忽视和新出现的疾病研制新疫苗。在未来,疾病控制有可能演变成疫苗研制及疫苗接种计划与气候变化之间的比赛。

城市化

不久之后,地球上大多数人口都会在城市居住。据联合国统计,在过去10年里我们刚刚经历了城市人口超过农村人口的拐点。一些新的预测表明,到2050年,全世界大约三分之二的人口将生活在城市地区。进一步的预测表明,非洲和亚洲城市将呈现最大的扩张态势。大部分城市的扩张将发生在中国、印度和尼日利亚这3个国家。非洲和亚洲的农村人口也将以最快的速度下降。

激进的城市化导致的直接后果是,新的特大城市将以前所未有的速度出现。特大城市的定义或许各有不同,但大多数都是指人口超过1 000万的大都市。在未来10年或到2030年,世界上将出现至少40个特大城市,并越来越多地出现在非洲、亚洲和拉丁美洲的中低收入国家。中国和印度的一些城市已经成了特大城市，非洲也将会越来越多。预计非洲的特大城市将包含刚果民主共和国的金沙萨和尼日利亚的拉各斯。而来自盖茨基金会的一些预测表明，到2050年，世界上40%的贫困人口将是生活在刚果和尼日利亚的居民。我们可以预见，生活在赤贫中的许多人将从农村地区移居到金沙萨和拉各斯。我们也能预见，由于气候变化对贫困人口和资源贫乏国家的影响巨大，非洲的特大城市可能很快会面临不断加剧的"三重威胁"：激进的城市化、极端贫困化和气候变化。

如果没有额外或新的干预措施，金沙萨和拉各斯这样的特大城市遭受这三重威胁的风险最高，因为它们现有的城市基础设施不足以满足维持居住人口的健康所需。河流和其他淡水源将受到污染物和传染源的污染；卫生系统将崩溃；住房短缺且普遍质量低下，缺乏排泄系统、家电和空调。城市会变得很拥挤（你们也许会说，这些事已经发生了）。食物短缺的现象也可能会更频繁地出现。

我还担心病原体或病原体载体会越来越适应城市的

环境。例如，我们现在看到越来越多关于城市或城郊传播寄生虫感染的报告，包括土壤传播的蠕虫感染和血吸虫感染。目前尚不清楚这些寄生虫是否发生了使自身更好地适应城市生活的进化。这种进化通常发生在虫卵或幼虫发育阶段。在美国也发现了一种寄生虫感染病，似乎很适应城市环境。在这个案例中，弓形虫寄生在流浪狗和流浪猫的肠子里，随它们游荡而扩散。弓形虫的寄生卵污染了孩子们玩耍的土壤，因此生活在城市贫民区的儿童中有很高的感染风险。当儿童意外吞下弓形虫卵时，新孕育的未成熟蠕虫或幼虫会穿过肺部或大脑，如果迁移至肺部，会引发类似哮喘的疾病；如果迁移至中枢神经系统，则会导致认知和发育迟缓。弓形虫病可能是造成贫困弱势儿童成就较低的一个重要因素。这种疾病在巴西和南美洲等地方也广泛传播。

城市疾病传播模式是否发生了变化？这是一个重要但尚未找到答案的问题。正如"被忽视"这个前缀所暗示的那样，并没有人深入研究过被忽视的热带病，因此，关于这些疾病的生物医学文献并不丰富。一个有价值但未经证实的假说是，热带病依托于寄生虫对不断增长的城市化人口的适应。当人类进入城市，特别是非洲、亚洲和拉丁美洲的炎热、拥挤、环境恶劣和贫困的城市，病原体在这些新的环境中是否得到了进化？寄生虫是否像人类宿主一样适应城市环境并传播？这可能是一个重要的新模式。

我还预测，当城市发展到无法提供安全饮用水和适当卫生设施时，将会出现一些严重的细菌感染。两种最严重的、致死率极高的疾病——伤寒和霍乱，在 21 世纪的冲突和政治动荡的环境中经常出现。好消息是，现在我们有安全有效的疫苗来治疗这些疾病。但总的来说，疫苗数量仍然很有限。钩端螺旋体病是另一种在城市蔓延的细菌感染病，特别容易在生态环境退化的地区暴发。钩端螺旋体是一种不常见但常被忽视的细菌病原体，它们生活在老鼠和狗的肾脏中，然后通过被动物尿液污染的水感染人类。研究钩端螺旋体病的主要是两位学者：耶鲁大学的艾伯特·科（Albert Ko）和约瑟夫·维尼茨（Joseph Vinetz）博士。他们致力于研究在拉丁美洲城市贫民窟中存在的此类疾病。钩端螺旋体病会导致发烧和一种被称为威尔氏病的危及生命的疾病，其特征是高烧和黄疸（肝脏损伤导致皮肤发黄）。非洲的城市地区目前已有钩端螺旋体病的病例，因此我们预测这种疾病将在拉各斯、金沙萨和其他资源贫乏的特大城市产生。狂犬病是另一种由犬传播病毒的严重传染病，病死率高：这是我们可以预见的在大城市出现的另一种疾病。

我还预测，一种在城市里生存的蚊子——埃及伊蚊，将成为未来热带和亚热带环境下特大城市的主要病媒。伊蚊会传播登革热、黄热病、基孔肯雅病毒和寨卡病毒感染等。从 2013 年开始，基孔肯雅病毒和寨卡病毒感染在美洲城市地区迅速蔓延。2016 年，在巴西东北部累西腓等拉美城市，寨卡病毒疫情导致出生缺陷率尤其是小头畸形率居高不下。我们预测，埃及伊蚊传播病毒的暴发可能会在城市化环境中变得更为普遍。我的前耶鲁大学同事马克·威尔逊（Mark Wilson）博士和我现在的同事进一步指出，疟疾在某些情况下可能正在"从农村疾病转变为城市疾病"。现在，难民正逃离冲突的农村地区而涌入城市。因此，疟疾的传播模式越来越可能从农村向城市转移。在某些情况下，这一过程可能导致疟蚊从更适应农村向更适应城市的种类转变。今后，我们将寻找传播疟疾的疟蚊适应城市化的证据。

除了蚊子传播的病毒外，呼吸道病毒感染还会增加。由 SARS-CoV-2 病毒引起的新型冠状病毒肺炎是一种具有高度传染性的病毒感染疾病，且会在密集的城市地区迅速传播。如我们所见，新型冠状病毒肺炎在纽约市中心皇后区引起的流行并不是偶然发生的。与皇后区相连接的杰克逊高地、埃尔姆赫斯特、科罗纳和其他社区此前充满活力，有众多工薪阶层的移民生活在此，但这个人口稠密的地区最终却成为美国新型冠状病毒肺炎流行最严重的区域。很多专家预计新型冠状病毒可能在亚洲、非洲和拉丁美洲新的大城市引起重大的流行病。

随着城市化传染病和被忽视的热带病增加，我们预测，在资源匮乏的特大城市，糖尿病、心脏病和癌症将一齐成为慢性非传染性疾病，特别会在食物短缺、饮食不良和烟草泛滥的城市地区出现。我和普里扬卡·梅塔（Priyanka Mehta）发现，随着被忽视的热带病和非传染性的流行病越来越多地融合，一些患者会出现同时患有两种疾病的迹象。例如，在印度，登革热患者中病情最严重的是那些可能患有糖尿病和高血压的患者。在得克萨斯州，感染肺结核的人也是如此。我们现在看到这种融合的情况在美国新型冠状病毒流行期间也出现了，非洲裔美国人、西班牙裔美国人和美洲土著这些群体患糖尿病、高血压和肥胖症的比例更高，而这种健康差异与更严重的新型冠状病毒肺炎症状有关。被忽视的热带病与非传染性疾病结合起来，产生了严重的共病，但这一严重的健康威胁是为何或如何发生的，还未得到深入的调查研究。不过，在特大城市的新世界里，我们预计会开始看到更多的共病病例。这是未来研究的重要途径，也是未来疾病的范式。

贫困转移

冲突、战争、城市化和气候变化是导致热带传染病出现或再次出现的关键因素，但贫困仍然是所有决定因素中的首要因素。被忽视的热带病在极端贫困的环境中蔓延，同时也会加重贫困，如人们因病无法工作和供养家庭；而对儿童来说，被忽视热带病会损害他们的智力和认知发展。一些最普遍的被忽视的热带病也严重影响了女孩和妇女，在怀孕期间增加了母亲死亡或身体受到严重损伤的风险，并常常导致早产或新生儿存活率下降。

基于这些原因，治疗或预防被忽视的疾病的措施可以成为人类行之有效且富有创造力的反贫困措施。联合国千年发展计划充分吸收采纳了这些有效措施。根据世界银行最新估计，生活在赤贫中的人数已经从世界人口的大约25%（15亿人）下降到10%以下（不到7亿人）。在贫困相关疾病显著减少的同时，贫困人口也在减少，然而，要搞清楚疾病负担减轻能够在多大程度上减少贫困人口，需要更多的研究。

随着全球经济不断地发展，与贫穷有关的被忽视的疾病的影响区域将缩小，并更集中在贫困人口较多的地区。虽然盖茨基金会的预测表明，到2050年，世界上40%的贫困人口将生活在尼日利亚和刚果民主共和国，但就目前和未来10年而言，一个不同寻常的趋势值得注意：被忽视的热带病和其他与贫困有关的被忽视的疾病正在走向全球化。根据对世界卫生组织和全球疾病负担研究所公布数据的分析，我发现当今世界上大多数与贫困有关的疾病（包括被忽视的热带病）都发生在G20国家和尼日利亚。

G20由19个国家和欧盟组成。目前，美国经济规模最大，GDP超过20万亿美元，紧随其后的是中国和日本，然后是德国和印度。G20的成立本身是一个相对较新的创举，也是金融危机的必然产物。它始于1999年，在亚洲金融危机之后促进了国际合作，并在2007年底或 2008 年初开始的萧条期间举行了第一次峰会。G20 和尼日利亚加起来几乎占全球经济或国内生产总值（GDP）的 90%。那么，为什么我们预计在这些国家存在大量患有被忽视的热带病和其他与贫困有关的被忽视的疾病的人口？我发现，在 G20 中一些较大的国家，同时出现了极度富有和极度贫困的情况。被忽视的热带病蔓延在每个 G20 成员国的贫困地区。事实上，世界上大部分被忽视的热带病感染正是发生在 G20 成员国和尼日利亚，如蠕虫感染、利什曼病、恰加斯病、登革热和麻风病，以及"三大疾病"——艾滋病、疟疾和肺结核。

我将在富裕国家进行的对与贫困有关的疾病的治理称为"蓝色大理石健康"（blue marble health）机制，以区别于"全球健康"的传统模式。虽然全球卫生高度关注富裕国家向世界上最贫穷和受灾最严重的国家提供海外发展援助，但"蓝色大理石健康"机制认为，在富裕国家的穷人中广泛存在着被忽视的热带病感染者，这一群体有时被称为"富人中的最穷者"。在公共政策方面，这一机制认为，如果 G20 成员国国家领导人更加关注本国内最贫穷、最脆弱的人口，我们就可以大幅降低被忽视的热带病的流行率和发病率。其中许多国家，如巴西、墨西哥和沙特，也有着巨大的创新潜力，我们可以共同研制新的针对此类疾病的疫苗。

以西半球为例，全球绝大多数南美锥虫病病例生活在拉丁美洲最大的三个经济体——阿根廷、巴西和墨西哥（均为 G20 成员国）境内。南美锥虫病是一种极端贫困情况下常见的寄生虫病，主要通过遍布高危房屋的"接吻虫"传播，会导致健康损害或致命的心脏病。然而，在阿根廷、巴西和墨西哥，90% 以上的南美锥虫病患者无法获得诊断和治疗。而在美国，据我估计，有 1 200 万以上的人至少患有一种被忽视热带病。

另一个关于美洲富裕国家被忽视的热带病的关键问题，是它们并不是均匀分布的。在阿根廷，诸如南美锥虫病、利什曼病和蠕虫感染等被忽视的热带病主要在北部地区扩散，特别是农村贫困率很高的大查科地区。同样，巴西的贫困和疾病也都集中在东北部的州和城市，如累西腓和萨尔瓦多·德·巴伊亚。在那里率先出现了寨卡病毒感染和小头畸形，还出现了南美锥虫病、利什曼病、血吸虫病、淋巴丝虫病和其他蠕虫感染。墨西哥南部是南美锥虫病、利什曼病和蠕虫感染最集中的地区。总之，贫困和疾病往往集中在 G20 成员国的一些特定地区。

　　而美洲以外，在中国，过去几十年东部省份的巨大经济繁荣使疾病大幅度减少，尤其是在北京和上海等大城市。在东欧，寄生虫病和相关的被忽视的疾病影响范围很大，而这些疾病通常不出现在西方较富裕的国家。在澳大利亚北部地区，被忽视的热带病影响了原住民，这些疾病包括疥疮和继发性脓疱性细菌超级感染、沙眼和圆线虫病。同样在加拿大北部，北极土著居民也患有旋毛虫病、弓形虫病和其他被忽视的动物传染病。以中国、美国和欧洲国家为首的 G20 国家都在不同程度上受到了新型冠状病毒大流行的影响。

　　在某种程度上，G20 成员国及其领导人已经真正掌握了被忽视热带病的情况，并努力在国内消除这类疾病。例如，在第二次世界大战和朝鲜战争结束后，日本和韩国分别遭受了可怕的贫困。在日本，土壤传播的蠕虫感染和血吸虫病都很普遍，而在朝鲜和韩国，土壤传播的蠕虫感染也很普遍。依靠腾飞的经济和大规模驱虫项目，日本和韩国基本上消除了许多被忽视热带病。相比之下，这些疾病在朝鲜仍然很流行。此外，日本和韩国都建立了技术基金和基础设施，包括日本的全球健康创新技术和韩国对全球健康技术基金的研究投资，为被忽视的疾病进行诊断、研制新药和发放疫苗。然而，其他 G20 国家中的大多数国家都有贫困和被忽视热带病。这些国家的政府迄今为止还没有大规模支持研发新的防治被忽视的疾病的相关技术，哪怕是一些具有开发和交付核武器这样技术能力的国家。

民族主义

与 G20 贫困人口疾病概念相关的是与民族主义有关的新趋势。联合国千年发展目标的制定为海外发展援助创建了一种机制，为治疗艾滋病、结核病、疟疾和被忽视的热带病方面提供了此前没有的疫苗和基本药物。然而，这种全球主义的卫生援助可能正在终结。2016 年，特朗普当选总统，他的"让美国再次强大"运动可能标志着民族主义新时期的开始，这是一个以保守主义、交易外交政策、军国主义和经济保护主义为特征的时期。脱欧后的英国和几个欧洲国家（如意大利、匈牙利），或南美的巴西和亚洲的印度尼西亚等可能也是如此。这些民族主义趋势是 20 国集团领导人发展卫生援助面临的新挑战。“富人中最穷者”的理念可以为民族主义者提供一种机制，以支持被忽视热带病和其他与贫穷有关的被忽视的疾病的治疗及其研究与发展。现在，普遍存在的被忽视的热带病严重影响了 G20 国家的经济发展和繁荣。想要加速 G20 国家的经济发展，就应该减少被忽视的热带病和相关疾病带来的负面影响。即使是民族主义政权，也应该看到治疗和预防被忽视的热带病或投资反贫困技术的好处。

第五章　中东战场

　　我很怀念自己在中东和北非担任美国科学特使的时光，那是我数十年职业生涯的高光时刻。这些年来，我一直都在研发与贫困相关的被忽视的疾病的疫苗，同时还在宣传科学政策和公众普及，特别是涉及疫苗和被忽视的热带病的情况。我也写过文章阐释疫苗合作在历史上的重要意义。我还与巴西科学家深度合作，一起研发了人类钩虫疫苗。近期，我们正在与一家墨西哥的机构联合会合作开发恰加斯病疫苗。

　　但直到我被任命为科学特使，我才真正有机会推行疫苗合作，就像阿尔伯特·萨宾和 D. A. 亨德森在 20 世纪五六十年代与苏联合作的那样。我在 21 世纪的情况与他们两位颇为相似。那时是"伊斯兰国"占领中东和北非的鼎盛时期，我就在冲突地区或其周边区域工作，研究疫苗开发的问题。

我曾憧憬过在中东和北非开展疫苗合作的美好前景，但同时我也意识到，在 2015 年，这个地区依然存在着巨大危险。突尼斯、摩洛哥和沙特阿拉伯是我访问和工作过的 3 个主要国家，它们不是近期遭受过严重的恐怖袭击，就是曾在我担任特使的那两年遭受了恐怖袭击。2015 年，突尼斯的一处观光海滩度假村发生了大规模枪击事件，造成 30 名英国公民丧生。就在这次事件发生的几个月前，突尼斯的巴尔多国家博物馆才发生过另一起大规模枪击事件。此外，摩洛哥的马拉喀什在 2011 年也遭受过基地组织的狂轰滥炸。新闻机构还报道，2016 年，由摩洛哥人组成的"伊斯兰国"小组曾在利比亚活动。同样，2015 年，沙特阿拉伯东部的什叶派少数民族地区经历了多次恐怖袭击，还有人担心"伊斯兰国"或"基地"组织将袭击王室成员或以其他方式破坏执政政府的稳定。

虽然我被指派为美国科学特使，但我并没有外交护照，也没有安保人员，所以从某些方面来说，我成了一个容易被攻击的目标。但是，我一般是由美国大使馆工作人员或美国国务院的人陪同。国务院委派的人通常是布鲁斯·鲁西奥（Bruce Ruscio）博士，后来，他成了我的好朋友和同事。我记得驻沙特阿拉伯大使馆的一位高级官员曾经向我解释说，因为有重型防御工事和海军陆战队，一般而言，常规攻击对该国基本上不会造成什么影响。但当我说我住的酒店在外交领地附近时，他却对我微微耸了耸肩。尽管我很高兴能担任该地区的美国科学特使，但当我搭乘的归国航班起飞时，我暗自松了一口气。

两派的较量

导致中东动荡的原因错综复杂。其中一些问题可以追溯到第一次世界大战结束、奥斯曼帝国崩溃后的那几年。当时，欧洲列强为了各自的殖民利益重新划分中东各国国界，并不是按照该地区的部落和种族差异去划分的。因此，从 1979 年的伊朗革命开始，伊朗和伊拉克之间爆发了一系列冲突，伊朗和沙特阿拉伯之间也产生了代理人冲突，中东地区变得动荡不安。一些中东学者认为，该地区局势紧张的最大根源是什叶派与逊尼派之间的敌对关系。约翰·霍普金斯大学的政治学家瓦利·纳斯尔（Vali Nasr）将叙利亚、伊拉克、也门和该地区其他地方的战争称为"伊朗与沙特的代理人之战"。

2019 年，以美国为首的联军开展了名为"坚定决心行动"（OIR）的空袭，"伊斯兰国"失去了其在伊拉克和叙利亚的绝大部分哈里发领土。然而，在其恐怖统治的 5 年中，成千上万的人被杀、被伤害或被奴役。在这一时期，当地的卫生系统和公共卫生控制也崩溃了，导致叙利亚和伊拉克暴发了流行病和其他疾病。然后，随着人们的迁徙，这些疾病传入邻国的约旦、黎巴嫩、利比亚、土耳其以及其他地方。

除了战争伤害和心理创伤，"伊斯兰国"的占领造成的最大的影响就是传染病的死灰复燃。这些疾病包括战伤的感染性并发症，如骨感染（骨髓炎）通常是由耐抗生素细菌和结核病引起。此外，由于跨境的动物贩运，狂犬病和由动物传播给人类的疾病（也称为人畜共患病）也开始复苏。遗憾的是，疫苗接种计划因"伊斯兰国"的侵占而中断，导致了疫苗可预防的疾病卷土重来，包括甲型肝炎、脊髓灰质炎、麻疹等。由于很难组织和实施疫苗补种，这些疾病一直得不到控制。

阿拉伯半岛地区感染人数上升最显著的疾病之一是一种被称为皮肤利什曼病的寄生虫病。皮肤利什曼病也被称为"一年疮"，是由利什曼原虫属的多种单细胞原生动物寄生虫引起的一种皮肤和皮下组织的寄生虫感染，其传播途径是吸血小沙蝇的叮咬。冲突地区的大城市和"伊斯兰国"的杀戮场里存在着未经收集的垃圾和废物，这种沙蝇在那里迅速繁殖。它在咬伤部位种下利什曼原虫寄生虫，随后寄生虫繁殖，形成大面积的皮肤溃疡，常导致毁容。叙利亚和伊拉克的卫生系统急剧崩溃，随后皮肤利什曼病的患病数也急剧增加。叙利亚的病例大约增加了 10 倍，达到每年 200 000 多例，伊拉克每年还有 100 000 例，阿富汗也是该病的高发区。

皮肤利什曼病一般不具有致命性，它通常是自限性疾病，症状表现为严重的皮肤溃疡，会在数周或数月后自行愈合，但常常会留下永久性的疤痕。面部的疤痕会造成终身的伤害，它会带来社会歧视，给患者造成的心理影响可能是毁灭性的，特别是对女性来说更是如此。通过与利物浦热带医学院、世界卫生组织和沙特阿拉伯卫生部展开合作，我和多位同事进行了研究，想要更为深入地了解这种疾病的长期并发症。我们发现一个现象：目前在衡量皮肤利什曼病的公共卫生影响和疾病负担时，人们很大程度上忽略了永久性疤痕的影响。因此在估计疾病负担时，几乎没有人考虑过该病所致伤残造成的健康寿命损失年。例如，记录在案的年度病例数据估计约为 200 万至 400 万，但我们发现可能有多达 4 000 万的病患正生活在这种疾病的慢性影响下。这类病例主要集中在中东和中亚，但是在南亚、非洲和拉丁美洲也有。另一个值得注意的发现是，病患心理疾病的发病率很高，轻则表现为一定程度的悲伤情绪，重则是完全的临床抑郁症。根据我们的测算，70% 的皮肤利什曼病患者都有严重的心理问题。

另一个重要因素也导致了皮肤利什曼病在中东的蔓延，那就是叙利亚和伊拉克的难民危机。叙利亚有 2 000 万人口，其中约有一半人在国内居无定所，或者逃离该国进入埃及、约旦、黎巴嫩和土耳其。这种大规模迁徙可能导致皮肤利什曼病传播到这些国家，毕竟这些国家本身就存在大量的沙蝇。例如，叙利亚难民危机就在黎巴嫩引发了皮肤利什曼病的新一轮暴发。

也门的崩溃

也门的疾病问题和冲突局势可能更为糟糕。当前，除了撒哈拉以南非洲地区，也门已然处于全球最贫穷国家之列，并且是中东地区最贫穷的国家。也门国内三分之一以上的人口生活在贫困中，而大约一半的人面临着粮食不安全和营养不良的风险。很多人口的贫困是由政治不稳定和内部冲突引起的，而这种局势在 2010 年进一步恶化。最终，在 2015 年，胡塞部落武装叛乱组织与阿卜杜拉布·曼苏尔·哈迪（Abdrabbuh Mansur Hadi）领导的也门政府之间爆发了全面战争。

也门冲突造成的平民伤亡是毁灭性的。据官方统计，自 2015 年 3 月开始的一次战争到 2018 年底，有 8 757 名平民死亡；而在此期间有 50 000 多人受伤。此外，超过 300 万人流离失所；卫生和农业系统已经崩溃；超过一半的人口（3 000 万人口中至少有 1 600 万人）现在无法获得基本卫生服务和干净的水。

缺少干净的水和食物会是什么结果可想而知。也门各地现在都面临着饥荒问题。长期营养不良导致了儿童发育严重迟缓。除了儿童的严重营养不良，腹泻疾病（包括霍乱）也肆虐全国。有报道称，也门目前正在经历"有史以来"最严重的霍乱疫情之一。自 2016 年第四季度以来，霍乱病例已超过 100 万例，死亡人数超过 2 000 人。也门大约一半的霍乱病例发生在儿童中，其中许多儿童已经因长期营养不良而发育迟缓并变得虚弱。

也门已经饱受霍乱疫情折磨，口服霍乱疫苗的库存短缺更是雪上加霜。这种疫苗本可以预防许多死亡病例，却直到疫情开始 16 个月后才被有效地利用起来。2010 年，哈佛大学的马修·沃尔多（Matthew Waldor）、约翰·克莱门斯（John Clemens，现任孟加拉国国际腹泻病中心负责人）和我一起呼吁美国政府开始储备霍乱疫苗，以便更快地应对霍乱大规模暴发。美国政府没有采纳我们的意见，而世界卫生组织在 2013 年通过全球疫苗免疫联盟的资助储备了大约 200 万剂的口服霍乱疫苗。因此，在当前情况下，获取疫苗成为抗击也门疫情的关键。有专家认为，也门旱季和雨季转换的气候模式也可能是加剧也门霍乱流行的重要作用因素。

也门 4 年的冲突造成了灾难性的疾病状况。情况变得与"伊斯兰国"占领的叙利亚和伊拉克地区一样糟糕，甚至更糟。国际上一直呼吁启动和平谈判，但到目前为止，这场人道主义灾难仍在继续。不过，有一些最新报道称，新型冠状病毒肺炎大流行可能会产生意想不到的后果，有助于实现临时停火。现在的临时停火在一定程度上也反映了新型冠状病毒肺炎对伊朗以及沙特阿拉伯的人口造成的破坏。

虽然也门冲突造成的死亡人数仍未得到完全统计，但据救助儿童会称，从 2015 年冲突开始到 2018 年底，可能有 85 000 名 5 岁以下儿童因此丧生。这便是战争、饥荒以及疾病的直接后果。

朝觐和副朝

除了叙利亚、伊拉克和也门的战争之外，还有一个重要因素推动了传染性疾病在阿拉伯半岛的传播。每年的朝觐季，两三百万名穆斯林从世界各地来到圣城麦加参加朝圣；此外还有类似的副朝，是指在一年中的其他时间进行的朝圣活动，在斋月期间，人数会达到顶峰。一些被忽视热带病较为流行的国家贡献了大多数的穆斯林朝圣者。这些国家包括印度尼西亚、巴基斯坦、印度和孟加拉国，每个国家每年有超过 10 万的朝圣者来麦加朝觐。而尼日利亚和埃及的朝圣者数量也几乎一样多。如今，大多数穆斯林朝圣者在前往麦加的途中会经过沙特阿拉伯的吉达。

有一年我在朝觐季将至时经过吉达。沙特人建立了一个巨大的朝觐航站楼，由玻璃纤维和织物制成，仿佛是"新世纪"的帐篷城市（见图 5-1）。它的设计令人印象深刻，特别是因为它能够反射烈日阳光，为游客带来一丝阴凉。与此同时，朝觐航站楼成了一个巨型"混合

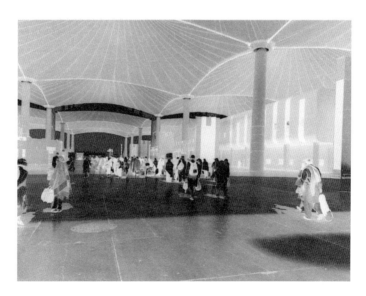

图 5-1 位于沙特阿拉伯吉达市的阿卜杜勒阿齐兹国王国际机场的朝觐航站楼

碗"，为传染病的传播创造了条件，经常导致呼吸道病毒感染和细菌感染的严重疫情。沙特采取了妥善的应对措施，要求前来朝觐和副朝的访客提供其脑膜炎球菌病疫苗接种情况的证明。沙特还建议访客进行流感疫苗接种和原籍国的脊髓灰质炎疫苗接种认证。

另一个令人担忧的情况是，登革热等蚊媒病毒感染病正在伊斯兰合作组织的许多成员国内蔓延，因此，朝觐和副朝可能会促成疾病传入沙特阿拉伯，并随后传播到整个中东。埃及伊蚊是一种生长在城市的昆虫，它在阿拉伯半岛西部，包括麦加和吉达及其周边地区站稳了脚跟。这种蚊子能够传播登革热、寨卡病毒、基孔肯雅热、黄热病和日本脑炎。危险的是，如果上述病毒中的一种或几种因朝觐或副朝传入沙特，该病毒就会被当地的伊蚊吸纳。当初，登革热就是在 1994 年通过吉达传入沙特阿拉伯，然后在 1997 年又再次传入。正是出于这个原因，沙特政府要求来自存在黄热病疫情的国家的游客提供疫苗接种证明。朝觐和副朝还可能引入疟疾，此外还有蜱传病毒（如克里米亚 – 刚果出血热）、霍乱和其他可能的疾病。与此同时，由于气候变化对中东地区的影响巨大，各种因素叠加导致蚊子和其他昆虫媒介的孳生繁衍，因此，登革热和其他虫媒疾病的传播呈上升趋势。

南 欧

中东和北非现有的疾病是否也会传播到欧洲呢？如今在南欧，虫媒病和蜗牛传播的疾病的患病数急剧增加。疟疾在绝迹几十年后又回到希腊和意大利，而西尼罗河病毒、基孔肯雅热和登革热等虫媒病毒感染也在意大利、西班牙和葡萄牙出现。还有血吸虫病，这是一种由蜗牛传播的寄生虫感染，它首次出现在法国沿海的科西嘉岛上，那里是拿破仑·波拿巴的出生地。目前尚不清楚其中一些疾病的传播是否与难民从北非穿越地中海的迁移有关，也不能确定发病的主要原因是不是南欧的气温升高以及意大利和希腊等国的经济衰退。祸不单行，在2020年春季，南欧地区又成为新型冠状病毒肺炎大流行的重灾区，意大利和西班牙的疫情尤为严重。

中东疫苗合作

阿拉伯半岛已成为全球感染病高发的热点地区。作为美国科学特使，我清楚地认识到，战争、人类迁徙和气候变化共同导致了流行病的暴发，这实际上是不可避免的。我曾有一个宝贵的机会向沙特阿拉伯政府的领导层和主要部长传达我的担忧。我向他们解释了周边国家的情况：在北部的叙利亚和伊拉克，利什曼病和疫苗可预防疾病正卷土重来；在南部的也门，霍乱和疫苗可预防疾病也普遍传播。而在沙特阿拉伯王国本国，包括虫媒病在内的传染病每年也都会通过朝觐和副朝传入。

作为应对之法，沙特政府建立了一个新的被忽视热带病中心，由我的朋友兼同事瓦利德·S.艾尔·塞勒姆博士（Waleed S. Al Salem）领导，他在利物浦热带医学院接受过培训。然而，我觉得当务之急是要针对该地区新出现的疾病制定应对措施，尤其是要有新疫苗。正如之前所述，除了能开展一些行动以外，我们在伊朗境内能做的极其有限。当时，无论是沙特方面还是我在美国政府的同事，对于与伊朗进行疫苗合作都没有表现出什么兴趣。此外，在突尼斯的巴斯德研究所可以生产卡介苗（BCG）疫苗治疗结核病，并且部分库存可出口到阿尔及利亚，但目前尚不清楚是否能大幅提升产能来满足该地区对疫苗的巨大需求。迄今为止，主要的跨国疫苗制造商也都没有兴趣开发中东地区需要的疫苗。在这种情况下，我们开始采用新方法，扩展得克萨斯儿童疫苗开发中心的生产能力，为在阿拉伯半岛由战争、卫生系统崩溃和政治动荡所引起的疾病研制疫苗。此类疫苗对于沙特阿拉伯和邻近海湾国家的公共卫生安全至关重要。

2015 年，我与美国驻沙特阿拉伯大使约瑟夫·韦斯特法尔（Joseph Westphal）阁下一起，同沙特签下了一份建立疫苗科学合作伙伴关系的协议，这份独特的协议主要关注该地区由政治动荡和其他因素所引发的疾病。协议的签字仪式在利雅得举行，我感到激动万分，因为这一事件为疫苗合作奠定了具体的基准。我依然清楚地记得，签字之后不久，传来宣礼员召唤祷告的声音，而我在思考刚刚发生的一切。美国的疫苗合作展现出了新的面貌，我为此深感自豪。

第六章　非洲的"无义之战"

　　和阿拉伯半岛的情况一样，在撒哈拉以南的非洲，战争和冲突是司空见惯的事情。据估计，尽管非洲人口只占全球的六分之一左右，但全球一半以上的冲突都发生在这个地区。虽然非洲大陆的大部分地区整体上正朝着和平的方向发展，但政治学家指出，仍有几个地区还在遭受着激烈武装冲突的困扰。这些冲突往往集中发生在一些热点地区，如尼日利亚北部，那里的冲突与西非的"伊斯兰国"组织"博科圣地"有关；在非洲中东部地区，冲突集中在刚果民主共和国、中非共和国、布隆迪和南苏丹周边；再往东去，东非的索马里正处在激烈的内战之中。此外，在西非还有以马里为中心的极度不稳定地区。

在上述 4 个冲突中或者冲突后的主要区域，常见的被忽视热带病的患病数有所增加，包括一些在 21 世纪初首次得到关注的疾病，我们针对这些疾病开展了一系列药物和预防性化学疗法的治疗。在世界上的其他地方，这类被忽视热带病的新增病例数大多在下降（尤其是淋巴丝虫病、盘尾丝虫病和沙眼的病例数），但在非洲的冲突地区，主要的被忽视热带病的发病率却居高不下，甚至仍在上升。除了被忽视热带病的问题，一些与冲突有关的疾病病例也在撒哈拉以南的非洲急剧增多，这些疾病我们之前在中东地区也发现过。发病率增加的被忽视热带病有霍乱和利什曼病，但这种利什曼病和中东的不同，它也被称为内脏利什曼病或黑热病；另外，在冲突中或冲突后的刚果民主共和国、南苏丹和中非共和国，还有非洲锥虫病（也称为非洲昏睡病）病例。

非洲大部分暴力和冲突事件的主导者是非国家行为主体，包括当地的一些反叛组织，但事实不止如此。越来越多的政府在背后进行操纵，直接或间接地参与暴行。换句话说，有不少国家也在暗中采取暴力行为，软弱或是腐败的政府参与冲突，进而导致疾病的发生。

前《纽约时报》(*New York Times*) 东非分社社长兼记者杰弗里·盖特曼 (Jeffrey Gettleman) 进一步指出，非洲爆发了极度血腥、永不停息的冲突和暴行，其背后原因不在于意识形态或宗旨的不同，而在于所谓的"无义之战"。"无义之战"一般都是投机取巧的行为，其核心被盖特曼称为"全副武装的强盗行为"。盖特曼指出，在非洲，大多数的战争都是士兵对平民发动的，而不是士兵与士兵之间的战斗。他还指出，目前的局势已经有了重大的变化。仅仅在 10 年以前，叛乱分子和武装民兵的领导人都还有自己的意识形态，他们当中许多人至今仍备受尊崇。例如，津巴布韦的罗伯特·穆加贝曾带领过一支"有计划的游击队"，南苏丹的约翰·加朗 (John Garang) 也领导过一支解放军，但这种模式已不再适用了。在如今的非洲，对平民的暴行越来越类似于"伊斯兰国"的行径。在非洲和中东，士兵的身份更像是捕食者。恐怖本身就是最终目标，而不是达到目标的手段。

当前，非洲一些最严重的暴行和"无义之战"发生在偏远的农村地区，那些地方本就流行被忽视的热带病，还常常缺乏基本的药物。2018 年，由埃兰·本达维（Eran Bendavid）领导的斯坦福大学科学家和政策专家小组开展了一项研究，调查非洲的武装冲突和儿童死亡率。他们分析了 1995 年到 2015 年这 20 年间的 15 000 多起冲突事件，期间有近百万人因此丧生。他们发现，在非洲武装冲突地区 50 千米范围内的婴儿死亡率远远高于冲突地区以外的婴儿死亡率。此外，婴儿的死亡人数比直接由武装冲突导致的死亡人数还高了 3—4 倍。在这些冲突地区，婴儿通常是因饥饿和营养不良而死。归根结底，非洲儿童的死亡大多发生在冲突地区，死因并非子弹和武器，而是武装敌对行动造成的间接后果。而且这个数目可不小——非洲目前有数百万儿童因此死亡。

尼日利亚和"博科圣地"

"博科圣地"由起初位于尼日利亚北部，逐渐延伸到喀麦隆、乍得和尼日尔。它最开始是一个非暴力的伊斯兰组织，但在后来接受了"伊斯兰国"的意识形态和行事规范。"博科圣地"杀害了数万人，还实施了极大规模的性暴力，并造成 200 多万人流离失所。

　　"博科圣地"破坏了尼日利亚和几个邻国之间一地区的稳定，而该地本来就是被忽视热带病主要暴发地区。在尼日利亚，许多被忽视热带病的发生率都处于领先地位，因此尼日利亚一度被称为这些疾病的"原爆点"。如今，在"博科圣地"的恐怖统治下，局势大大恶化，卫生系统因此崩溃，主要的电信网络也已被中断或破坏，该地区的现代通信几乎中断。至于当地的传染病和热带病，也如"伊斯兰国"占领的中东和北非地区一样，疫苗可预防的疾病正在卷土重来，包括霍乱在内的被忽视热带病的病例也在增多。

　　2016年，在"博科圣地"占领地发现了脊髓灰质炎病毒感染病例。遗传学方面的证据表明，脊髓灰质炎自2011年以来就一直在该地传播。当地民众流离失所，导致很难大规模地实施脊髓灰质炎和其他传染病的疫苗接种工作。卫星图像显示，原本可以用作疫苗接种中心的建筑物和设施也遭到了破坏。非洲福祉基金会负责人托因·萨拉基（Toyin Saraki）指出，"博科圣地"摧毁了大约75%的疫苗接种基础设施，包括疫苗在炎热干燥地区必不可少的冷藏设施，以及为确保儿童按时接种疫苗所需的个人健康记录和其他监测系统。疫苗接种基础设施被毁除了导致脊髓灰质炎之外，还造成麻疹、百日咳、细菌性脑膜炎乃至黄热病等疾病的复发。2019年的一项研究发现，居住在武装冲突地区10千米以内的儿童接种疫苗的可能性下降了近50%。正如位于尼日利亚首都阿布贾的国家脊髓灰质炎应急中心的尤尼斯·达米萨指出的那样，"'博科圣地'拒绝医学所需的基本设施"。

果不其然，在2017年，尼日利亚东北部的博尔诺州也暴发了霍乱，出现近6000例病例，其中老年人的病死率最高。在疫情的高峰又遇上暴雨及洪水，可以说气候变化也推动了疫情的发展。就像在中东地区一样，战争、贫困和气候变化交织在一起，形成了一种危害极大的混合体。

2019年，穆罕默杜·布哈里（Muhammadu Buhari）连任尼日利亚总统，但他面对的是一个被"博科圣地"和其他内部冲突严重削弱的国家。尽管尼日利亚的石油和能源储备丰富，经济水平也超过了至少3—4个G20的成员国，但是其国内冲突的消耗巨大，再加上西非"伊斯兰国"的存在，短期内尼日利亚依旧难逃被忽视热带病"原爆点"的命运。

愈演愈烈：南苏丹、刚果民主共和国
和中非共和国

由于南苏丹、刚果民主共和国和中非共和国缺乏道路和基础设施，外界可能需要数年时间才能充分了解这些国家到底发生了什么。但已知的是，战争、卫生系统的崩溃和儿童的营养不良直接造成了死亡，当地被忽视热带病的病例数也在上升。

南苏丹复杂的政治情况和敌对双方之间的内战已经造成了 40 万人死亡。尽管南苏丹总统和他的主要对手——一位叛军领袖之间已经签署了停火协议，约定停火到 2022 年，但未来稳定的可能性仍然不大。同时，内战还造成了约 400 万人流离失所，其中约一半留在国内，另一半则逃往乌干达、苏丹、埃塞俄比亚以及其他东非邻国。南苏丹的农业也已崩溃，各地都在闹饥荒，增加了疾病的易感性。

在这种环境下产生了一种可怕的被忽视热带病，叫作黑热病，也被称为内脏利什曼病。从临床上说，它和在"伊斯兰国"占领区发现的皮肤利什曼病有所不同，不过促使这两种疾病发生的潜在社会因素是相似的。在非洲和中东地区，基础设施的崩溃使得寄生虫的宿主沙蝇大量繁殖。在阿拉伯半岛发现的热带利什曼原虫和硕大利什曼原虫，会引起毁容性的皮肤感染；而在南苏丹发现的则是杜氏利什曼原虫，它会引起致命的系统性疾病，类似于白血病和淋巴瘤。在被白蛉属沙蝇叮咬后，杜氏利什曼原虫会入侵人体内重要的免疫防御细胞——巨噬细胞。虽然巨噬细胞本身就具有破坏酶，能够产生有毒化学物质来杀死入侵的细菌和寄生虫，但杜氏利什曼原虫竟已经进化到能够在巨噬细胞内生存。因此，杜氏利什曼原虫会扩散到巨噬细胞大量聚集的人体器官，也就是肝脏和脾脏（它们会变大、患病）以及骨髓，这些器官因此患上严重的疾病。我认为这是一种由寄生虫引起的血癌，但和血癌不同的是，杜氏利什曼原虫可以通过长期服用抗寄生虫的药物来治愈，然而南苏丹经常缺少这类药物，患者最终就病死了。此外，儿童以及营养不良的儿童和成人是感染利什曼原虫的高危人群，因为营养不良会干扰正常的免疫功能。南苏丹的农业崩溃导致营养不良和饥荒的程度达到了历史最高水平，进而散播了这种致命的黑热病。

南苏丹的黑热病疫情造成了大约 10 万人死亡，它始于 20 世纪 80 年代，持续了 20 年，直到 2005 年才因一份全面和平协议渐渐平息下来。该协议允许苏丹南部地区自 2005 年起脱离苏丹，成立一个新的南苏丹国家。然而，在协议签订的头几年到 2011 年南苏丹正式独立之间，当地本就脆弱的卫生系统彻底崩溃，导致了数千例新增的黑热病病例。2013 年，刚独立的南苏丹再次陷入内战。在 21 世纪初，当地大部分的黑热病患者是由"无国界医生"治疗的，后来世界卫生组织帮助南苏丹建立了治疗设施体系，并交由其他非政府发展组织运营和管理。

同时患有营养不良或艾滋病的黑热病患者更易丧命。而在南苏丹，粮食安全问题普遍存在，艾滋病病毒也在传播，当地又缺乏诊断和治疗设施，再加上极度贫困导致了住房不足和户外暴露，这一地区的黑热病进一步恶化。还有一些与冲突无关的因素也造成了黑热病的感染风险增加，比如和狗生活在一起，或是睡在合欢树的下面及附近，因为狗是黑热病的动物宿主，而合欢树上常有沙蝇繁殖。

在南苏丹的西部边界，还有两个国家也长期处在战争和冲突之中——中非共和国和刚果民主共和国。这两

个国家也和南苏丹一样经历了非洲锥虫病疫情，这种病
是由血液和中枢神经系统中的一种名为锥虫的单细胞寄
生虫引起的。昏睡病的传播媒介不是沙蝇，而是舌蝇。
舌蝇虽然在外形上与普通家蝇相似，但它的叮咬会产生
痛感。舌蝇通过叮咬传播锥虫后，锥虫在血液中复制，
随后进入中枢神经系统，从而导致致命的昏睡病。自
2016 年以来，中非共和国和刚果民主共和国的敌对行动
有所停止，两国得以开展病例检测和治疗项目，并采取
措施控制舌蝇的数量，从而将锥虫病的感染人数降至仅
几千例。在此基础上，世界卫生组织也正与盖茨基金会
及其他组织一起努力，争取在未来几年内彻底消除非洲
的锥虫病。

刚果民主共和国的埃博拉病毒感染

在 2014 年，埃博拉病毒感染引发全球关注。致命的
埃博拉疫情全面暴发，主要集中在几内亚、利比里亚和
塞拉利昂等西非国家。这些国家多年的内战和暴行导致
卫生系统崩溃，助长了埃博拉病毒的肆虐。疫情始于几
内亚的一个小村庄，后来蔓延到利比里亚和塞拉利昂的

首都,这也是埃博拉病毒首次在城市中心蔓延。埃博拉病毒传播了至少 7 个国家,还传播到了美国的得克萨斯州。人们担心埃博拉会在尼日利亚广泛传播,尤其是在东北部的"博科圣地"地区。在世界卫生组织宣布埃博拉疫情为国际公共卫生紧急事件后,国际社会迅速做出反应,促使多个国家动用军队和医疗力量来保障必要的医疗基础设施。当时,专家委员会认定发生了"重大事件",因此世界卫生组织宣布了国际公共卫生紧急事件,要求国际边境口岸加强预防措施,还要求国际社会协调应对。这一规定是《国际卫生条例(2005)》的重要组成部分。在西非发生埃博拉公共卫生事件期间,一个疫苗专家团队为埃博拉病毒疫苗的潜在功效提供了初期的概念验证,后来该疫苗被授权给了默克公司。通过用基础设施隔离和治疗埃博拉患者的手段,疫情得以在 2015 年底至 2016 年初结束,但在此之前,已有近 3 万人感染,超过 1.1 万人死亡。

2014 年到 2015 年非洲的埃博拉疫情表明,"人类世"时代的许多力量或因素正在推动 21 世纪的疫情在阿拉伯半岛和尼日利亚北部传播。这些因素包括人口无限制地向城市迁移,而城市基础设施无法满足庞大人口的需求,以及毁灭性的国内和国际冲突所导致的卫生系统的崩溃。另一个重要的驱动因素是滥伐林木。英国公共卫生部的丹尼尔·鲍什（Daniel Bausch）表示，几内亚东南部的人口扩张导致森林被砍伐，导致人类与果蝠的接触增多，而果蝠正是埃博拉病毒的天然宿主。该地区的小规模疫情最终蔓延至几内亚首都科纳克里，并逐步侵入利比里亚和塞拉利昂的城市中心。

鲍什还指出，21 世纪"人类世"的因素诱发了此次疫情。极端的贫穷和经济上的绝望迫使人们进入森林地区寻找木材来制作木炭，或是从事采矿和矿物提取的工作。此外，还有多达 6 万名难民为了逃离内战离开塞拉利昂、利比里亚和科特迪瓦，进入了同一片森林地区。这些活动大大增加了人类与蝙蝠的接触，而蝙蝠正是人类病毒的主要动物宿主，其中就包括埃博拉病毒。与此同时，气候变化导致旱季延长，使得人类砍伐了更多的树木，又增加了接触病毒的机会。另一方面，尽管贫民窟已经无法容纳更多的难民，贫困人口仍频繁穿梭于城市和贫民窟之间，以期改善经济状况、获取医疗服务。结果就是，这些刚经历城市化的人既无法获得清洁的水资源和充足的食物，也得不到必要的医疗保障。新出现的资源贫乏型城市为病毒传播提供了绝佳的条件。

尽管西非是迄今为止埃博拉疫情最严重的地区,但实际上,人类是在 20 世纪 70 年代的扎伊尔共和国首次感染了埃博拉病毒。扎伊尔地处中非,其前身是比属刚果。1971 年,蒙博托·塞塞·塞科(Mobutu Sese Seko)通过军事政变夺取政权,成立了新的主权国家——扎伊尔。蒙博托在扎伊尔实行独裁统治,并开展国有化运动。这些事件不但破坏了刚果的经济稳定,也导致了前文所说的锥虫病在该地区肆意蔓延,造成了数千人死亡。当地动荡的局势也为埃博拉病毒的传播大开方便之门。1976 年,埃博拉病毒首次被检测和分离出来。

蒙博托政权最终垮台,扎伊尔共和国在 1997 年改名为刚果民主共和国。然而 1994 年,刚果民主共和国东部边境发生卢旺达种族大屠杀,导致该国东部地区再次陷入极度动荡。自 1998 年开始,与卢旺达和乌干达接壤的基伍地区进入了持续 20 年的军事冲突时期。和中东以及非洲的其他地区一样,长期冲突的后果是显而易见的,疾病、饥荒和大范围的性暴力都导致了大量 5 岁以下儿童的死亡。

到 2018 年 8 月,许多导致西非出现埃博拉病毒感染的因素已经逐渐在刚果民主共和国东部出现。为逃离政治暴力，当地人来到卫生系统崩溃的贫困地区从事伐木工作，再次接触到了感染埃博拉病毒的果蝠。截至2019年7月，刚果已出现超过2 600例埃博拉病毒的感染病例，造成约1 600人死亡，世界卫生组织随即宣布出现第二起国际公共卫生紧急事件。截至2019年底，新增确诊病例3 300余例，死亡人数2 200余人。

在2014年到2015年的疫情期间，埃博拉疫苗在西非首次进行开发和临床测试。我认为，要是没有埃博拉疫苗，刚果民主共和国东部的确诊病例数和死亡人数会比现在多得多。然而，该地区的暴力冲突事件频发、政治动荡不安，很难建立起疫苗接种中心并监测疫苗的安全性和有效性。因此，我们面临着矛盾的局面——一边是疫苗接种计划，另一边是暴力冲突；一方想要利用疫苗促进和平，另一方却在发动战争。

迄今为止，已有20多万人在战争和猜疑的环境下接种了埃博拉疫苗，我觉得这几乎是一大奇迹。在联合国、美国卫生与公众服务部、刚果政府、无国界医生组织和维康信托基金等许多机构的共同努力下，埃博拉疫苗通过了开发和测试，并投入使用。这是公共卫生领域的一场巨大胜利。随着细节的不断披露,这段经历将成为疫苗合作史中的一大事件。同样地,在刚果的基伍地区暴发霍乱疫情之后,霍乱疫苗也充分投入了使用。不过,有也门战争频发、卫生系统崩溃的前车之鉴,基伍地区的霍乱疫情也是可以预见的。另外,在刚果民主共和国的许多地区,麻疹疫苗的接种已经停止,这点需要提高警惕。据估计,迄今为止,已有近25万人感染麻疹,造成5 000人死亡,这个人数大约是埃博拉病毒感染死亡人数的两倍。刚果的疫苗合作是好也好极,坏也坏极。

第七章
中美洲北三角和崩溃的委内瑞拉

即便没有大型战争和冲突，政治和社会经济不稳定也可能带来疾病。这种情况在"新大陆"国家（特别是在拉丁美洲：中美洲，委内瑞拉及其邻国）时有发生。贝勒医学院国家热带医学院在全球都开展疾病的研究工作，但因为其地理位置靠近得克萨斯州，所以我们的活动很多都集中在墨西哥和拉丁美洲中部（有时也称为中美洲）。例如，我们正在与墨西哥科学机构联盟合作，针对在得克萨斯州，墨西哥和拉丁美洲中部广泛传播的南美锥虫病研制一种新的疫苗，希望未来某天它能与现有的抗寄生虫药物一起作为生物疗法。我们的工作人员还在拉丁美洲中部进行多项研究。我们医学院的副院长玛丽亚·埃琳娜·博塔齐（Maria Elena Bottazzi）博士来自洪都拉斯，她和我共同负责疫苗研制项目，而临床热带医学的前负责人莱拉·沃克-科尔伯恩（Laila Woc-Colburn）博士来自危地马拉和巴拿马。在某种程度上，我们的大多数成员似乎都与拉丁美洲中部有关联。例如，克里斯蒂·穆雷（Kristy Murray）博士领导着一个由疾病控制与预防中心资助的蚊子传播病毒（也被称为"虫媒病毒"，是"节肢动物传播病毒"的合成词）研究部门。

中美洲

中美洲对我来说有一种特别的吸引力。尽管全球各卫生部门关注的重点大都集中在撒哈拉以南的非洲，但中美洲的自然美景和与美景相对的普遍存在的极度贫困，以及与贫困相关的被忽视的疾病，都给我留下了深刻的印象。中美洲离我们近在咫尺，从休斯敦飞到美国东海岸或西海岸的时间，足够我飞到中美洲的首都城市了。经过 3—4 个小时的飞行，我们就能在中美洲调查和研究被忽视的热带病了。

拉丁美洲的大部分地区在疾病控制方面都取得了巨大的进步，但在由萨尔瓦多、危地马拉和洪都拉斯组成的北三角区域，疾病控制却停滞不前。在某些情况下，疾病率甚至有所上升。例如，在北三角国家和尼加拉瓜，登革热等虫媒病毒感染的比率不断增长，病毒感染者到处都是。而其他被忽视的热带病，包括南美锥虫病、利什曼病和寄生虫感染，染病率也在不断上升。染病率上升的主要原因之一是政治不稳定。在过去，许多毒品和其他违禁品的走私路线经过加勒比海和佛罗里达，而在过去的 10 年里，这些路线绕过中美洲的"北三角"。路线的转变促使了野蛮贩毒集团最终形成，迫使犯罪团伙招募儿童和年轻人，这加剧了性别暴力、敲诈勒索或绑架。逐步加重的动荡造成了经济衰退，国内人口流离失所，很多人被迫穿越墨西哥逃亡。

同时，由于该地区持续干旱，一条贯通北三角的干旱走廊逐渐形成，这导致了农业崩溃，加剧了粮食短缺问题。在干旱走廊一带，原因不明的急性和慢性肾衰竭病例激增，特别是在一些从事农业的人群中时有暴发。穆雷博士及其团队正在调查此类中美洲肾病的病因，她调查研究的是感染和环境双重因素的影响。干旱走廊形成的原因是气候变化，它导致了粮食短缺和农业经济衰退，也进一步加剧了政治不稳定和毒品暴力。

我们仍然需要深入调查来确定政治不稳定、暴力和气候变化是如何结合或相互作用导致疾病的。但目前非常棘手的是，中美洲成了一个热带病感染的热点地区，而它非常接近美国南部边界。截至目前，我们还没有发现麻疹或其他可用接种疫苗预防的疾病像在中东或撒哈拉以南非洲那样出现大规模的暴发，但我们必须继续监测这方面的情况。

玻利瓦尔革命

除了中美洲，我们还在巴拿马和包括哥伦比亚、厄瓜多尔、巴西在内的南美热带国家广泛地开展研究工作。委内瑞拉玻利瓦尔共和国夹在这些国家中间，目前正在遭受着对陷入"无义之战"状态国家来说最严重的金融崩溃之一。金融崩溃及由此导致的国家不稳定催生了大量犯罪、腐败、营养不良和新出现的疾病，其规模可能超过历史上一些严重的社会经济危机，如苏联解体，甚至是美国的大萧条。这些状况也导致了世界上最大的难民危机。据估计，有超过300万难民（约占该国人口的10%）离开了委内瑞拉，许多移民把在本国感染的疾病传播到邻国巴西和哥伦比亚，最终破坏了南美洲的稳定。

疫苗接种中止、流离失所和外逃：疫苗可预防的疾病

中东和非洲政权垮台后，最先复发的疾病是疫苗可预防的疾病，在委内瑞拉也是如此。我与来自巴基西梅托地区委内瑞拉生物医学研究所的阿尔贝托·帕尼兹－蒙多夫（Alberto Paniz-Mondolf）以及其他委内瑞拉和国际的调查员合作，报告了疫苗可预防疾病的重新出现。有高"繁殖数量"[①]的麻疹是第一个卷土重来的疾病，一部分是因为耐寒性让它可以在空气或惰性表面存活。委内瑞拉的经济开始瓦解后，其卫生系统和有关疫苗的流行病学监测系统也开始瓦解。从2010年开始，越来越多的国家疫苗计划被中断，委内瑞拉的基本卫生保健系统

---

① 繁殖数量是指在一个没有免疫力的人群中，一个传染病患者平均会感染多少人。

也逐渐崩溃，疫苗接种率开始急剧下降。除了疫苗接种项目中断的影响之外，委内瑞拉的许多非法采矿营地也聚集了国内大量流离失所的、未接种疫苗的工作人员，这引发了更严重的麻疹疫情。这些流离失所的人口与委内瑞拉的土著居民（如亚诺马米人）有接触，在某些情况下，土著居民自己也开始在矿山工作。

结果可想而知，尽管委内瑞拉的麻疹曾经被消灭，但它在 2017 年再次出现。截至 2018 年底，拉美新增麻疹病例超过 8 000 例，其中三分之二在委内瑞拉，至少80 人死于这种疾病。对麻疹病毒特定基因组的检查显示，绝大多数的拉丁美洲病例不是发生在委内瑞拉，就是由逃离委内瑞拉的难民直接传播蔓延到邻国巴西、哥伦比亚和其他南美国家。在巴西，与委内瑞拉接壤的亚马逊和罗赖马两个州受影响最严重。白喉是另一种严重、致命、可通过疫苗预防的疾病，它也再次出现在采矿营地，并正在向委内瑞拉和邻国巴西的其他地区蔓延。人们还担心，脊髓灰质炎可能在这些地区重新出现，新型冠状病毒肺炎也可能发生。

2018 年 9 月，联合国人权理事会提出并通过了一项关于委内瑞拉人道主义危机的决议，其中包括迫切需要解决的疫苗可预防疾病和潜在的营养不良问题。那时，我实地访问了哥伦比亚北部海岸的瓜希拉半岛，它位于哥伦比亚东部与委内瑞拉接壤的边境。瓜希拉半岛是一个高度干旱和贫穷的地区，那里居住着一些土著民族，其中包括瓦尤部落。它以抵抗西班牙殖民和征服的历史而闻名。如今，许多瓦尤人生活在极度贫困中，营养不良者的比例很高，部分原因是他们在极度干燥的环境中很难种植农产品。得克萨斯州儿童医院和贝勒医学院正在瓜希拉半岛开展工作，成立了瓦尤地区的营养项目。麻疹对营养不良的儿童更致命，我很担心瓦尤儿童，因为他们更容易感染从委内瑞拉传播到哥伦比亚的麻疹和其他疫苗可预防疾病。

麻疹和白喉病例急剧增加，加上潜在的营养不良问题，给委内瑞拉及其邻国的人民带来了一场人道主义灾难。这里迫切需要开展紧急救援行动，在实施疫苗补充计划的同时，重建充足的疫苗供应链，并建立流行病学监测系统。世界卫生组织尚未宣布委内瑞拉发生了国际关注的突发公共卫生事件，但有必要改变委内瑞拉获得免费疫苗的资格条件。要获得免费疫苗，一个国家必须低于特定的经济指标，委内瑞拉尚未达到这些标准。

病媒控制中断和疾病的入侵：被忽视的热带病

委内瑞拉的崩溃也带来了热带疾病感染，尤其是通过蚊子和其他节肢动物传播的疾病感染。疟疾的复发引人注目。在 21 世纪之初，几乎所有拉丁美洲国家都承诺会开展广泛的疟疾控制工作，以实现联合国千年发展目标。2000年至 2015 年，该地区有症状的疟疾病例和死亡人数下降了60% 以上。然而，我和玛丽亚·格里耶（Maria Grillet）教授、贝尔基约莱·阿拉尔坎－德·诺亚（Belkisyolé Alarcón-de Noya）教授以及一些委内瑞拉研究者合作的统计显示，委内瑞拉的病例在这一时期内增长了 359%，从 2016 年到2017 年又增长了 71%。此外，委内瑞拉输入巴西的病例也急剧增加。

我们还不清楚委内瑞拉的疟疾病例和死亡人数的实际增加情况，因为大部分疟疾的传播发生在偏远或非法采矿营地。因此，就疟疾这项疾病而言，采矿者是一个风险很高的职业。砍伐森林促进了疟蚊的繁殖，疟蚊传播疾病，而这些大都迁徙自委内瑞拉国内没有疟疾传播地区的矿工经常在没有蚊帐的情况下睡在户外，因此很容易遭受蚊虫叮咬之害。这些流离失所的人通常没有疟疾的免疫能力，因此他们在采矿营地往往是首次感染疟疾。疟疾的首次感染非常严重，甚至是致命的。政府主导的疟疾监测和疟疾病例报告这些干预措施被中断，而且政府也没有采购抗疟疾药物，以及蚊帐、杀虫剂或诊断试剂等抗击疟疾所需的必要物品，这些都进一步阻碍了疟疾的控制和防治。

其他几种寄生虫病也在委内瑞拉复发。正如利什曼病重返中东和东非冲突地区那样，在委内瑞拉政治和社会经济崩溃之后，利什曼病病例数量也在上升。皮肤利什曼病和内脏利什曼病都存在于委内瑞拉。这类疾病由美洲大陆的寄生虫引起，并由美洲大陆的白蛉传播，这些寄生虫与之前描述的都不尽相同。利什曼病再次暴发的机制与我之前描述的2014年几内亚埃博拉病毒感染的机制差不多。森林砍伐和城市化使人们更容易接触到疾病的动物传播媒介。例如在几内亚和刚果的病例中，人们会接触到蝙蝠，而在委内瑞拉的病例中则是白蛉。人类和白蛉的接触提高了疾病在城郊传播的概率。

南美锥虫病是另一种寄生虫感染，它只发生在美洲，主要出现在拉丁美洲中部最贫穷的地区。这类疾病的载体是接吻虫，也被称为锥蝽，它们会传播一种锥虫属原虫。这种原虫表面上看和导致昏睡病的非洲锥虫很相似，然而，与非洲的同类寄生虫不同的是，美洲锥虫（即克氏锥虫）有能力侵入人类心脏，并导致一种使人衰弱、有时甚至致命的疾病，也就是南美锥虫病心肌症。美洲有 600 万至 700 万人患有南美锥虫病，其中有 100 多万人患有南美锥虫病心肌症。大多数南美锥虫病患者生活在极端贫困中，且无法获得抗寄生虫药物。通过喷洒杀虫剂控制疟疾的附带影响和住房条件的改善，曾经使委内瑞拉在控制南美锥虫病方面取得了稳步进展。改善住房条件非常重要，因为接吻虫往往生活在低收入住户的房屋缝隙或裂缝中，特别是在热带地区的茅草屋顶里。然而，到 20 世纪 90 年代末，政府主导的疾病监测和控制计划开始土崩瓦解，到 2012 年则完全终止了。据估计，控制计划开始失效后，委内瑞拉的一些村庄里几乎有四分之一的人口感染了克氏锥虫。与利什曼病类似，在城郊区域传播的南美锥虫病通常出现在森林砍伐地区，那里极度贫困的人口需要食品和安身之所。另一个问题是经口传播的南美锥虫病。有十多起南美锥虫感染事件与被接吻虫污染的果汁有关，接吻虫可能和水果一起被捣碎。委内瑞拉的食品供应中常有锥蝽，这一事实加深了我对该国经济和安全状况严重下降的印象。

委内瑞拉现在也是美洲血吸虫病流行的几个国家之一。由曼氏血吸虫引起的血吸虫病会导致严重的肝脏和肠道疾病，如果曼氏血吸虫将脊椎状虫卵留存在肝脏和肠道，就会产生炎症，损害人体健康。淡水蜗牛会传播血吸虫病，因此人们在有淡水蜗牛滋生的河流、小溪和湖泊中涉水而过、洗澡、钓鱼或洗衣服都可能会感染血吸虫病。人们普遍认为，曼氏血吸虫病是在 16 世纪到 19 世纪传入美洲的，与大西洋奴隶贸易时间相同。现在，委内瑞拉的大多数血吸虫病病例集中在北部海岸，但大规模使用吡喹酮药物的疾病监测和控制活动基本中断了，因此很难确切知道病例情况。

与其他疾病控制项目一样，遏制虫媒病毒（由蚊子和其他节肢动物传播的病毒）传播的努力也没有成功。特别值得关注的是由伊蚊传播的病毒。伊蚊普遍存在于美洲的热带和亚热带地区，能适应环境严重恶化的城市贫民窟，往往生活在旧轮胎和其他积存雨水的废弃容器中。在美洲热带地区，即使是环境条件较好的地区，也在抗击各种主要的虫媒病毒感染，特别是登革热。现在，委内瑞拉贫穷的城市地区面临着特别严峻的形势。委内瑞拉面临的危机的特别之处是其城市供水被中断，这迫使许多家庭在室内外收集或储存水。储存水的容器为伊蚊提供了绝佳的生存之地。因此，现在登革热已经在城市化的委内瑞拉国内广泛传播，导致了高发病率和死亡率。2013 年后，两种新的虫媒病毒——基孔肯雅热和寨卡病毒先后在西半球出现，给委内瑞拉带来了严重的公共卫生威胁。根据 2014 年的不完全统计，超过 200 万人感染了基孔肯雅热，其中许多病例比一般报告的病例更严重，有些甚至是致命的。两年后，也就是在 2016 年的前两个月，寨卡病毒感染席卷了委内瑞拉，很多孕妇感染了病毒，并导致大量先天性出生缺陷病例出现。寨卡病毒还导致格林巴利综合征病例增加，这是一种严重的神经并发症，可能导致瘫痪。

我们仍在求证基孔肯雅热和寨卡病毒病例激增的科学依据。这两种病毒可能通过不同的途径进入美洲。有证据表明，在 2013 年或 2014 年东跨太平洋、出现在南美洲之前，寨卡病毒就产生了基因变异。在同一时间，基孔肯雅热出现在加勒比海的圣马丁岛，我们目前尚不清楚这是否也是因为基因突变。基孔肯雅热可能是从非洲向西穿越大西洋传播的。进入美洲后，这两种病毒感染就迅速蔓延到拉丁美洲和加勒比地区，甚至进入了美国大陆的佛罗里达州南部和得克萨斯州南部。促进塞卡病毒和基孔肯雅热传播的另一个原因是，拉丁美洲和加勒比地区的人口以前从未接触过这些病毒，因此他们没有免疫能力，无法产生原始免疫。

委内瑞拉激增的虫媒病毒病例也威胁到加勒比地区以及中美洲和南美洲的稳定。而由委内瑞拉经济崩溃引起的虫媒病毒疾病甚至已经成为全球性问题。例如，登革热已经出现在葡萄牙海岸外的马德拉岛，但它可能起源于委内瑞拉。登革热传入欧洲可能只是委内瑞拉人口迁徙带来的前期后果。我们应该预料到，虫媒病毒最终可能进入其他欧洲国家，以及迈阿密、坦帕和休斯顿等美国大城市，因为这些城市收容了大量来自委内瑞拉的移民和寻求庇护者。

拉丁美洲疫苗合作

想象一下这样的场景：一个贫穷的工人无法在家乡找到工作，因此被迫去很远的非法矿场工作来维持家庭。

他不断受到蚊子叮咬，患上了疟疾或登革热，或因白蛉叮咬而感染利什曼病，或因食用被接吻虫污染的食物而感染南美锥虫病。他还面临汞暴露和中毒的风险，因为要用这种金属提取黄金，紧接着他就有患麻疹的风险。当他回国或移民到巴西或哥伦比亚时，就会携带这些疾病。这一路，他会接触到土著居民，或者土著居民自己就在这种条件下工作。这种情况现在每天都在委内瑞拉发生。

受委内瑞拉崩溃影响最大的群体可能是亚诺马米土著居民。据估计，他们之中有 4 万人生活在委内瑞拉和巴西边境及其周边地区，其中许多人生活在与世隔绝的环境里。流离失所的工人或难民逃离委内瑞拉、穿过巴西亚马逊州，会接触这些人口并传播疾病。此外，现在亚诺马米土著居民也在一些非法采矿营地工作，然后返回村庄并带去疾病。据报道，亚诺马米人因麻疹、疟疾和营养不良引起的死亡率很高。第一例新型冠状病毒肺炎病例也已出现在一名亚诺马米男孩身上。

委内瑞拉的营养不良情况以及传染病和热带病都在不断加重，一场人道主义悲剧正在上演。在这种情况下，国际疫苗合作是否可以发挥作用？委内瑞拉是个不太成功的民族国家，而且该国领导人有时会拒绝人道主义援助，因此疫苗合作将不是一项容易的任务。目前，民间科学家和非正式医疗机构填补了流行病学监测方面的空白，提供了基本的疾病流行率和发病率数据，但这远远不够。美洲国家组织、泛美卫生组织和世界卫生组织的负责人已经开始与委内瑞拉领导层合作，恢复卫生系统，但这方面的进展比较缓慢。

得克萨斯州的休斯顿是寻求庇护者的主要目的地之一，我是在休斯顿工作的科学家和管理者，已经会见了几位委内瑞拉的科学家，他们要么被政府当局驱逐，要么因为缺乏资金，无法维持基本设备或采购供应导致实验室崩溃而离开。据我所知，至少有一位科学家的实验室遭到了洗劫和破坏。现在大多数逃离委内瑞拉的科学家仍然渴望继续工作，但处于职业生涯成熟期和资深的科学家要在这里找到工作、重新开始，并不容易。

更可取的方法是美国科学家与委内瑞拉科学家合作，在委内瑞拉开展疫苗研制工作。这包括联合研制针对委内瑞拉新出现的被忽视的热带病的疫苗，如我们正在得克萨斯州研究的血吸虫病、利什曼病和南美锥虫病疫苗。2019 年，美国政府威胁要对委内瑞拉进行军事干预来影

响委内瑞拉的政权更迭，开展疫苗合作可能只能等到重
新制定国际合作政策之后。

我仍然觉得现在开始实施疫苗合作还是有可能的。
我们可以与美国国务院和美国国际开发署一起，支持美
国和委内瑞拉科学家之间的合作。可以以公私合作的方
式，也可以以与非营利基金会合作的方式。合作可以始
于美国的科研机构和大学，为委内瑞拉科学家提供一个
稳定的工作环境，但最终将转移到委内瑞拉的机构。虽
然这种方法仍然不能解决疫苗下游产业发展问题，但可
以建立三方伙伴关系，将具有这种潜能的拉丁美洲国家，
如阿根廷、巴西、古巴或墨西哥等联合起来。委内瑞拉
的崩溃在现代是史无前例的，我们需要采取特别的措施
来恢复该国的疾病控制和科学基础设施。

第八章　理清头绪:"归因危险度"

　　中东、非洲和委内瑞拉的三个案例的共同点是多种社会决定因素相结合导致了新的疾病热点地区出现,这些社会决定因素包括战争、政治不稳定、城市化和森林砍伐、人口迁移、贫困转移,以及其他"人类世"因素(气候变化等)。我们能不能把疾病的暴发主要归因于某一个特定的因素?在流行病学领域,"归因危险度"的概念是指可以归因于某一特定暴露因素的病例占全部病例的比率。归因危险度还可以判断某种特定的干预方式能够在多大程度上带来有效的疾病治疗结果。那我们是否能用归因危险度来找到复杂疾病的暴发原因?

"新大陆"上的疾病

在委内瑞拉及其邻国巴西和哥伦比亚，社会和经济问题导致国家病媒控制和疫苗接种行动中断，同时极大降低了人们获得医疗保健的机会。工人们不得不进入非法采矿营地，因此也更容易在营地中染上疾病。热带传染病和疫苗可预防疾病卷土重来。与此同时，气候变化带来的极度干旱使农业崩溃，国内流离失所的情况因此越发加重，并导致了不受控制的城市化，城市的基础设施和污水管理能力不堪重负，这使腹泻疾病和城市蠕虫感染率有所上升。土著居民亚诺马米人生活在极端隔绝的环境里，因此很容易被常见的病毒和细菌病原体感染。现在，很多采矿营地的工人和国内流离失所的人口都是病毒携带者，亚诺马米人和这类人口的接触增多，也进一步增加了疾病暴露风险。由此可见，在这个复杂的过程中，政治问题和气候变化共同产生影响，加剧了极端贫困、无节制的城市化和疾病的广泛传播。我们很难将委内瑞拉疾病上升的原因归结于某个单一因素。

在更小的区域内，一些更发达的地区（如得克萨斯州）也受到相同的因素影响。尽管得克萨斯州的人口规模和经济规模与澳大利亚或加拿大几乎持平，但其内部也有一些极度贫困的地区，尤其是在与墨西哥的边境沿线一带和一些乡镇地区。目前，奥斯汀、达拉斯、休斯顿和圣安东尼奥都进入了美国大都市人口排名的前10位。大家会惊讶于这样的事实：一方面，超过85%的得克萨斯州人口都居住在城市地区，这一比例远高于其他南部州，而更接近于东北部各州的比例；另一方面，根据其他预测数据，这些城市的经济增长极度不平衡。在得克萨斯州的上述4个主要城市中，城市化带来的贫困与财富并存，使得该州的贫富人口差距已临近最高水平，这反映在经济价值上可以用基尼系数衡量。基尼系数是经济学家用于计算贫富差距的一个指标。得克萨斯州是美国穷人在富人区中患上疾病最极端的例子之一。

在得克萨斯州的"移民留居地"（"colonias"，是指与墨西哥交界处的未建制社区，污水管理能力常有所欠缺）和该州城市中的贫困社区，适合城市中的埃及伊蚊以及其它疾病媒介繁殖的环境比比皆是。这个地区未来超过35℃（95°F）气温的天数预计会增加一倍，这种气候变化将加剧虫媒病毒和病媒传播疾病。我们还观察到，在巴拿马运河扩建后，海上运输量增加了一倍，因此得克萨斯州墨西哥湾沿岸正在扩建港口，海上货物的流通和人员交流也将带来新的疾病病原体，这是疾病加剧的另一个因素。贝勒医学院国家热带医学院的科学家们注意到得克萨斯州的热带传染病感染率很高，包括大多数虫媒病毒感染、斑疹伤寒、南美锥虫病、多种蜱媒感染（包括回归热）和一些蠕虫感染。其中，尤其是对有潜在糖尿病的人来说，肺结核是主要问题。贫困人口聚居的社区难以实施社交隔离，而肥胖、糖尿病和高血压也在非洲裔和西班牙裔贫困社区中普遍存在，这也导致新型冠状病毒对这些地区的影响尤为严重。得克萨斯州目前也是美国未接种疫苗儿童最多的地区，因为这里是美国反科学运动的中心地带。美国奥斯汀州议会大厦前曾出现示威，示威群众反对社交隔离，并声称新型冠状病毒肺炎是"假新闻"。

在委内瑞拉和得克萨斯州，极端贫困、人口迁移和城市化的加速、气候变化和反科学论等各种力量带来了风暴，共同导致了疾病的暴发。我们没有办法将单一因素视为归因危险度。

"旧大陆"上的疾病

在"旧大陆"①上，各种"人类世"力量也在产生相似的影响。南欧已经出现了一些病媒传播的疾病，还有一些旧有的病媒传播的疾病卷土重来。有统计表明，意大利和希腊通过病媒控制和经济发展根除疟疾几十年后，疟疾又一次复发。由白蛉传播的利什曼病是另一种病媒传播的寄生虫感染。而多种虫媒病毒感染现在也已经出现或卷土重来，包括西尼罗河病毒感染、登革热、基孔肯雅热、托斯卡诺病毒感染和克里米亚-刚果出血热，莱姆病和其他蜱媒感染病也是如此。另外，在科西嘉岛首次出现了血吸虫病。导致这些疾病出现的因素也十分复杂。气候变化和气温上升是南欧出现这些疾病的重要因素，法国、意大利和西班牙等国家都出现了有史以来的最高温度。不过，气候变化也不是唯一的因素，这一点也类似于"新大陆"。希腊和其他几个南欧国家也经历了严重的经济低迷和经济衰退。此外，人们从中东和北非地区跨越地中海来到南欧，也可能会带来疾病。像得

① 主要指欧洲、非洲和亚洲，与被称为"新大陆"的美洲大陆相对应。

133

克萨斯州一样，一些南欧国家（例如意大利）现在也变成了民粹主义和反科学运动的中心。这些因素都导致了疾病的出现。麻疹现在是南欧的主要传染病之一，新型冠状病毒也严重破坏了意大利和西班牙的人民健康和经济发展。

同样地，全球气候变暖导致中东地区经历了前所未有的高温和干旱天气，这迫使许多人涌入城市，让城市压力增大、拥挤不堪。同时，阿拉伯半岛冲突地区的公共卫生也开始崩溃。因此，由白蛉传播的"阿勒颇恶魔"①现在普遍存在于战乱的城市地区。在也门，皮肤利什曼病、霍乱和血吸虫病也出现了大范围传播。人口迁移数量正在史无前例地增加，这让疾病情况变得更复杂。逃离冲突地区的难民将新出现的传染病传播到其他中东国家。与此同时，每年有数以百万计的人前往麦加朝圣和副朝，他们携带疾病来到沙特阿拉伯，并从那里前往阿拉伯半岛的其他地区。这一因素能解释该地区为什么出现了登革热疾病。中东冲突地区的疫苗接种项目已经中止，因此疫苗可预防的疾病也正在卷土重来。在

---

① 即皮肤利什曼病。

这些情况下找到单一的归因风险度也是一项复杂而艰巨的挑战。

撒哈拉以南非洲的"无义之战"推动了疾病的诞生及其在城市中的传播，其中包括埃博拉、利什曼病、霍乱和疫苗可预防疾病。而森林砍伐和气候变化又与战争和政治不稳定叠加在一起，更是增加了疾病暴发的可能性。极端贫困不断增加，也助长了发病率的上升。预计到2050年，尼日利亚和刚果民主共和国的贫困人口将占世界贫困人口总数的40%，而且这些人口也许都集中在两个特大城市中。虽然反科学论还不是非洲的主导思想，但我们不知道反疫苗运动是否有一天会从美国或欧洲蔓延到非洲大陆疾病频发的地区。

理清头绪

"人类世"的社会决定因素和自然决定因素正成批地出现。这些因素相互结合，加剧了全球多个热点地区的疫情。表8-1列出了一些目前存在疾病的主要风险地区，以及这些疾病在"人类世"的主要驱动因素的潜在排名。

表 8-1："人类世"的主要疾病和主要驱动因素

地 区	主要疾病	主要驱动因素
"新大陆"地区		
委内瑞拉、巴西和哥伦比亚	麻疹 疟疾和肺结核 虫媒病毒感染 利什曼病和南美锥虫病 血吸虫病 新型冠状病毒肺炎	社会经济问题 政治动荡 贫困 气候变化 城市化 人类迁移
得克萨斯州	虫媒病毒传染病 麻疹 斑疹伤寒 南美锥虫病和利什曼病 蜱媒传染病 蠕虫感染 肺结核	贫穷与"蓝色星球健康"机制城市化 气候变化 人类迁移和货物流通 反科学论
"旧世界"地区		
南 欧	麻疹 疟疾 虫媒病毒传染病 利什曼病和南美锥虫病 血吸虫病 新型冠状病毒肺炎	气候变化 贫困 人类迁移 反科学论 城市化
中东和北非	利什曼病 霍乱 虫媒病毒传染病 血吸虫病 肺结核 人畜共通传染病 新型冠状病毒肺炎	战争和冲突 人类迁移 贫困 气候变化 城市化

地　　区	主要疾病	主要驱动因素
撒哈拉 以南非洲	埃博拉病毒 霍乱 虫媒病毒传染病 疟疾和肺结核	贫困 城市化 战争和冲突 人类迁移

注:第二列具体疾病与第三列的驱动因素不一一对应。

　　我们能清楚地发现,在 21 世纪,"人类世"因素相互结合,推动了热点地区疾病的暴发。但到目前为止,我们还没有直接的方法来找到疾病暴发的单个驱动因素。疫苗可预防疾病和热带感染病是很复杂的问题,要找到解决方法,需要多学科、跨政府的合作对话。我们会发现,仅仅在上文提到的案例中,想要解决所有疾病热点领域的问题,就不仅需要微生物学家和病毒学家彼此合作,还需要他们和政治学家、经济学家、社会学家、贫困专家、地球科学家以及城市规划专家合作。但不幸的是,大多数大学和政府往往都各自为政,因此这种交叉对话和合作几乎无法实现。如果我们想要准确预测或解决 21 世纪疾病出现或复发的复杂模式,然后实施疫苗合作,那么交流对话会越来越重要。

第九章
全球卫生安全与反科学思潮的兴起

"人类世"时代的一些社会和自然因素导致了新型疾病的产生。治疗并预防这些疾病是当今世界正面临的一项艰巨任务。这些疾病已成为全球安全的威胁。虽然这一观点还未被广泛接受，但这方面的证据却越来越充分。最明显的就是高致死率的传染病在暴发后带来的破坏性和不稳定的影响，例如，2014 年在西非以及后来在得克萨斯州达拉斯所暴发的埃博拉病毒感染。更值得关注的是，只用了仅仅 5 个月的时间，新型冠状病毒就已经动摇了亚洲、欧洲和北美部分国家的社会稳定，损害了繁荣的全球经济。关键的一点是，致命的传染病和疫情大流行的威胁可能因政治的不稳定而出现，但又可以反过来加剧政治的不稳定。这两者不断恶性循环，是非常重要的社会破坏因素。

全球卫生安全议程

在 20 世纪后半叶和进入千禧年之际，全球决策者们已经认识到了卫生与全球安全之间的联系。第二次世界大战结束时，联合国外交官们开会组建世界卫生组织，安全问题便是会议的首要核心议题。世界卫生组织的创始章程明确规定："各国人民的健康是实现和平与安全的根本，需要个人和国家之间的充分合作。"显然，建立世界卫生组织这一外交成就为全球公共卫生做出了重大贡献。它取得了一系列重要的胜利，特别是在 20 世纪 70 年代根除了天花，并着手启动"扩大免疫规划"，最终避免了数千万人死于致命的传染病。然而，取得的这些卫生健康成果是如何促进世界安全的，仍有些模糊不清。

由于信息不透明和试图掩盖疫情等问题的存在，2005 年，世界卫生组织修订并扩展了《国际卫生条例》的内容。修订和更新后的条例要求各国政府发布有关流行病的相关实时信息，特别是针对特定的引起国际关注的突发公共卫生事件，要保持前所未有的透明度。《国际卫生条例（2005）》包括一项针对世界卫生组织所有会员的协议，要求所有会员参与国际卫生安全计划。条例还要求了八项核心能力，涵盖了疾病监测、加强实验室诊断能力以及风险管理等方面。另一项重要义务则是在国际边界、海港和机场实施预防措施，以阻止疾病的传播。

今天，世界卫生组织将全球卫生安全宽泛地定义为"为最大限度地减少危害人民健康的急性公共卫生事件的危险和影响而在各地理区域和国际边界开展的必要活动"。著名的医学流行病学家、世界卫生组织前卫生安全助理总干事、现伦敦查塔姆研究所的卫生政策专家——大卫·黑曼（David Heymann）博士指出，在2007年印度尼西亚政府停止了关于禽流感毒株的信息共享之后，《国际卫生条例（2005）》"经受了考验"。造成这种情况的部分原因在于，印度尼西亚向国际流感监测中心提供了病毒株，但却没能获得由它所研制出来的疫苗。为此，世界卫生组织又再次修订了流行病防御框架，2009年H1N1流感病毒流行时，它再一次得到了检验。

随后，在 2014 年西非埃博拉疫情期间，世界卫生组织和美国疾病控制与预防中心与联合国粮农组织、世界动物卫生组织、国际刑警组织等组织及 29 个最初的伙伴国合作，创建了新的"全球卫生安全议程"。此后，伙伴国逐渐扩展到了 60 多个国家，其重点是加强国家发现和应对人类和动物健康威胁的能力。另外，"全球卫生安全议程"的内容还包括外部评估和同行审查，以衡量一个国家根据具体目标应对传染病威胁的能力。其目的是建立一个以确定国家优先事项、充分调动资金和其他资源以及衡量进展能力为基础的卫生安全生态系统。2017 年，乌干达的《坎帕拉宣言》（Kampala Declaration）将"全球卫生安全议程"的期限延长至 2024 年，并继续通过多部门联合，开展检测、应对疾病的工作并最终实现预防疾病暴发的目标。

面对新冠肺炎疫情，《国际卫生条例（2005）》和"全球卫生安全议程"正在经受进一步考验。就在疫情可能会蔓延到南半球以及拉丁美洲、非洲和东南亚的主要国家之际，美国政府甚至威胁要切断对世界卫生组织的资助。

疫苗到底怎么样？

《国际卫生条例（2005）》和"全球卫生安全议程"都侧重于疾病的检测和应对，而疫苗开发并不是这些规划的核心。然而，在过去的 10 年中，我们充分地感受到了疫苗的快速部署在避免疾病的灾难性后果方面的重要作用。在公共卫生突发事件中开展疫苗合作，使疫苗成为强有力的抗病武器。霍乱疫苗和埃博拉疫苗就是疫苗合作取得的两个重要成果。

首先是霍乱。现在，在紧急情况下制止霍乱蔓延的努力可能越来越依赖于疫苗和疫苗合作了。2010 年，我们再次表达了对全球只有大约 40 万剂霍乱疫苗这个事实的担忧。随后，我们呼吁美国政府储备足够的疫苗，以应对潜在的人道主义灾难。当时，霍乱正在地震之后的海地蔓延。虽然美国政府没有接受我们的建议，但由世界卫生组织、联合国儿童基金会、无国界医生组织和国际红十字会与红新月会联合会代表组成了国际协调小组，在日内瓦全面领导全球霍乱疫苗的储备管理。疫苗联盟为疫苗储备提供资金，并与全球霍乱控制特别工作组密切合作，每年在多个国家分发数百万剂疫苗。2018 年，当面临世界上最大的霍乱疫情时，疫苗储备经受着前所未有的巨大考验。这一疫情源于也门冲突，开始于 2017 年，并导致超过 100 万人感染。尽管有人质疑世界卫生组织为何要花一年时间来调动疫苗储备，但在全球霍乱控制特别工作组提出 400 万剂疫苗申请之后，世界卫生组织、联合国儿童基金会、全球疫苗免疫联盟和世界银行合作伙伴组成的财团在 2018 年雨季开始前成功部署了霍乱疫苗。这些努力都是在 2030 年前结束霍乱传播行动的重要尝试的一部分。

相类似地，目前我们也在复杂而紧迫的情况下万分努力地部署着埃博拉病毒疫苗。2014 年造成超过 1.1 万人丧生的西非埃博拉病毒疫情即将结束时，奥巴马政府通过其领导机构——美国卫生与公众服务部下属的生物医学高级研究和发展管理局，支持并研究开发新的埃博拉病毒干预措施。其中，最有希望的是一种名为 rVSV–ZEBOV–GP 的单剂量活病毒疫苗。该疫苗最早由加拿大公共卫生局开发，随后被授权给默克公司。生物医学高级研究和发展管理局为该疫苗提供了大量援助资金，因为该疫苗在几内亚疫情期间展现出了巨大的潜力并被用于环型疫苗接种方案。环型疫苗接种在根除天花运动中被首次运用，其工作原理是通过给天花患者的接触者接种疫苗，再给接触过接触者的人接种疫苗，从而阻止病毒的传播。

随着 2019 年埃博拉疫情在刚果民主共和国蔓延，世界卫生组织战略咨询专家组批准了环型疫苗接种。其目的是避免灾难性的生命损失——就像 5 年前在西非发生的情况一样。由于常年遭受冲突、政治不信任和动荡的困扰，在刚果民主共和国的基伍地区，推动埃博拉疫苗接种是一项艰巨的任务。更不幸的是，一名抗击疫情的喀麦隆医生遭到了谋杀。好在，2019 年 4 月世界卫生组织的一份报告显示，在约 700 次环形接种中，有近 10 万人成功接种了疫苗。值得注意的是，根据疗效测量法，该疫苗的保护性为 88.1%—97.5%。在我看来，疫苗的快速部署，加上美国和加拿大政府之间的协调，和世界卫生组织、制药公司和全球疫苗免疫联盟的支持，以及刚果民主共和国的卫生工作者在刚果政府支持下做出的努力，成功地避免了一场可能类似或更甚于 2014 年埃博拉疫情的灾难的暴发。

除了针对霍乱和埃博拉病毒的疫苗计划，世界卫生组织还于 2013 年启动了人道主义紧急情况下的疫苗接种新机制，目的是帮助各个国家及组织克服后勤和伦理障碍，最大限度地挽救生命。在 2016 年一系列磋商的基础上，该机制增加了有关决策、执行和获取国家案例研究的程序，以及在人道主义紧急情况下建立可负担的疫苗采购机制的程序。防御霍乱和埃博拉病毒感染的合作是高级别的国际合作和现代疫苗合作的代表，在也门和刚果民主共和国都拯救了数千人的生命。在世界上受战争破坏最严重的冲突地区实施疫苗合作的事实，也证明了这种方法的成功之处。如今，世界卫生组织正在与各国合作，建立开发新型冠状病毒疫苗的机制。

反科学思潮的兴起

自 2015 年以来，全球卫生安全和疫苗合作出现了新的威胁，但这些威胁与战争、冲突、气候变化和城市化关系不大。一场由 21 世纪初开始的反疫苗的错误信息运动，规模逐渐由小变大，已经足以影响公共卫生安全。到 2019 年，麻疹在欧洲再次蔓延，病例超过 10 万例，也在阔别 20 年后再度在美国出现。在纽约市的麻疹疫情中，约有 50 人住院，其中 18 人在重症监护室。除了麻疹，还有成千上万的美国青少年被剥夺了接种人类乳头瘤病毒（HPV）疫苗的机会，因此无法有效地预防癌症。同时，尽管美国疾病控制与预防中心已经提出了接种的建议，但还是有数以千计的美国人死于不给自己或孩子接种流感疫苗。反疫苗运动不仅在美国出现，也开始变得全球化。2019 年底，新闻媒体报道称，太平洋岛国萨摩亚暴发的致命性麻疹疫情就是由美国反疫苗运动的领导者推动的，而且不会止步于此。

于是，我发起了一项个人倡议，以对抗美国反疫苗运动的错误信息，但这与我作为美国科学特使的角色并没有多大关系。我不仅是一名疫苗科学家和儿科医生，还是 4 个成年孩子的家长，我的孩子中包括现年 27 岁、患有自闭症和智力障碍的瑞秋。这些信息是有所联系的，因为反疫苗运动的一个核心理由就是疫苗导致了自闭症。然而，根据我们对自闭症的遗传学、博物学和病理发展的了解，有大量的证据驳斥了疫苗和自闭症之间存在联系的观点。反疫苗运动导致接种疫苗的儿童数量急剧下降，因此，从 2016 年起，我开始撰写和发表关于反疫苗运动危害的文章并开始进行相关演讲。而我的这些行为也引起了反疫苗运动领导人的大规模反击，他们在书刊、社交媒体上对我进行攻击，甚至在会议和其他场所跟踪我。他们的做法让我了解到，反疫苗运动拥有充足的资金和严密的组织支持。这场运动已经成为一种威胁，其威力丝毫不亚于前文所述的那些"人类世"时代的力量。这可能是今后其他反科学运动的代表。然而，我们仍有机会去制止这些活动，并及时地阻止它们进一步蔓延到非洲、亚洲和拉丁美洲。

麻疹和反疫苗运动

在20世纪70年代末，天花在全球消失，麻疹便进入了目标范围。在20世纪70年代和80年代，每年都有200多万名儿童死于麻疹，但通过疫苗接种运动（从最初世界卫生组织的"扩大免疫规划"到后来"全球疫苗免疫联盟"的活动），到2010年，这一数字已经降至10万左右。全球卫生界都认为这是公共卫生领域的一个巨大胜利。然而，在2018年和2019年，麻疹又分别在欧洲和美国重新暴发。世界卫生组织的数据表明，欧洲有超过8万人感染了麻疹，大量患者住院治疗，其中至少有 70 人死亡。麻疹病例数量比 2016 年（约 5 000 例）增加了 15 倍。2016 年欧洲报告的麻疹患者数量是有史以来最少的，但随后该数字在 2017 年又攀升至超过 2 万例。2019 年上半年，欧洲出现了约 9 万例麻疹病例。在大西洋彼岸的美国，疾病控制与预防中心报告了超过 1 000 例麻疹病例。这是自 2000 年麻疹被消除以来的最高病例数。

在欧洲和美国，气候变化、贫困和城市化等社会因素并没有再次引起麻疹。即便是因中东战争冲突导致难民跨地中海流动，难民也只占了欧洲麻疹病例的一小部分。事实上，麻疹发病率的上升是儿童疫苗覆盖率下降的结果。在欧洲，麻疹在一些国家疫苗覆盖率下降后才重新出现，尤其是在南欧的法国、意大利和希腊，以及东欧的罗马尼亚和乌克兰等国家。就美国而言，我所在的得克萨斯州疫苗覆盖率急剧下降，在其他 17 个允许因个人或信仰等原因不接种疫苗的州，也发生了这种情况。

美国和欧洲疫苗覆盖率的下降主要发生在 2010 年，这是由越来越多的虚假信息和被称为"反疫苗运动"的政治活动所造成的。我之前撰写了《疫苗并没有导致瑞秋的自闭症：疫苗科学家、儿科医生和自闭症儿童爸爸的经历》(*Vaccines Did Not Cause Rachel's Autism: My Journey as a Vaccine Scientist, Pediatrician, and Autism Dad*)。书中详细描述了反疫苗运动是如何发端于 1998 年发表的一篇论文的。该论文声称麻疹、腮腺炎和风疹的疫苗可能导致自闭症。随后，英国记者布莱恩·迪尔（Brian Deer）揭露了这篇论文具有欺骗性。于是，该论文被撤回，但它的发表仍然破坏了人们对麻疹疫苗及其他疫苗的信心。到 2010 年，反疫苗运动全面展开。

如今，反疫苗运动、对气候变化的否认和对转基因的恐惧，已经成为世界上最大可能也是最危险的反科学论的表现。这三种反科学活动都可能对公共卫生产生不利影响，其中反疫苗运动最为直接，目前已造成了一些严重传染病在美国和欧洲卷土重来。

我认为现代反疫苗运动有三个主要组成部分。第一部分是媒体，它在 21 世纪初只是一种边缘现象，但逐步发展成一个庞大的媒体帝国。从规模和影响范围而言，我认为反疫苗的媒体集团可与福克斯新闻（Fox News）、CNN 或 BBC 相提并论。据估计，现在互联网上有近 500 个反疫苗的虚假信息网站。它们通过 Facebook 和其他形式的社交媒体以及电子商务平台扩大了其影响。其中，最大的电子商务网站亚马逊是反疫苗书籍最活跃的推动者。例如，上文提到关于我女儿瑞秋的书在"总结疫苗和全球疫苗接种计划的好处"这个类别中属于最畅销的书之一，但是在所有有关疫苗的书籍中，我的书总体排名也就在第 25 位到第 30 位，而几乎所有排在前面的书籍都是宣传假新闻或声称疫苗会导致自闭症等各种疾病的书。不信，你可在家里这样试试看：打开亚马逊，点击左边滚动菜单上的"健康、健身和减肥"一栏，然后选中"疫苗"，看看关于疫苗的合法书籍是如何被宣传假消息的书所取代的。通过互联网，反疫苗运动用错误信息误导了家长。事实上，根据我的经验得出的结论是，对于担心的父母来说，现在很难得到准确的关于疫苗的信息。有关疫苗的严肃而有意义的信息就像是大西洋里的漂流瓶一样漫无目的地漂浮。

反疫苗运动的第二个组成部分，是激进的政治势力。在意大利和美国的许多州，反疫苗游说团体把自己与民粹主义运动联系在一起。例如，在得克萨斯州、俄克拉何马州和科罗拉多州，它与共和党极右翼的自由主义情绪相结合。美国的茶党现在通过使用诸如"医疗自由""健康自由"或"选择"等口号为拒绝给儿童接种疫苗作辩护。

在这些州，反疫苗运动已经衍生出政治行动委员会以游说州立法机构，让父母更容易接受不让孩子接种疫苗的要求。政治行动委员会在太平洋西北部和美国西南部特别活跃，这些地区的疫苗豁免率很高。在某些情况下，反疫苗政治行动委员会为政治候选人筹集资金。我们能把 2019 年美国麻疹的流行追溯到这些政治活动上吗？2018 年，我们在密歇根州以及西部各州的 14 个地区发现了大量未接种疫苗的儿童，这些地区大多数位于反疫苗政治行动委员会活动比较活跃的州。2019 年，这 14 个地区中有 7 个出现了麻疹病例。相比之下，专门致力于疫苗接种的游说团体或政治行动委员会几乎没有出现。

反疫苗运动的第三个组成部分，是"蓄意掠夺"。《华盛顿邮报》（*Washington Post*）的孙莉娜（Lena Sun）最先报道了反疫苗运动的头目是如何蓄意误导明尼苏达州的一个索马里移民社区，从而使他们错误地认为疫苗会导致自闭症。通过这些精心策划的市政会议和其他行动，反疫苗游说团体造成麻疹疫苗接种覆盖率急剧下降，直接导致 2019 年发生了一场可怕的流行病，造成至少 20 人住院。随后，反疫苗煽动者再次把目光集中到了一个特定的民族群体——一个正统犹太社区上，导致了美国近几十年来最严重的麻疹疫情。此次疫情中有近600人感染，超过50人住院，18人被送进重症监护病房。反疫苗煽动者采取的形式包括用小册子和电话热线渗透社区，以及举办市政厅会议，从而传播关于疫苗的错误信息。在明尼苏达州和纽约，反疫苗领袖的掠夺性行为操纵了当地社区和宗教领袖，让他们开始质疑疫苗的安全性，并相信疫苗会导致自闭症或其他疾病。

令人难以置信的是，他们的活动并没有遭到反对。在正统犹太人社区，反疫苗领导人使用假的屠杀图片，将疫苗接种与大屠杀相提并论。而现在，他们又将纽约哈林区的非裔美国人社区作为目标，并将疫苗接种与臭名昭著的塔斯基吉梅毒试验相提并论。

反　击

我很高兴成为一名科学家，成为科学界的一员。我也非常自豪看到年轻科学家每周都会在我们的实验室会议或各类国际、国内会议上做报告。尽管我从1980年在洛克菲勒大学攻读医学博士学位开始就成了一名科学家，但当我的论文被科学杂志刊登，还有我在拨款申请中获得高分时，我还是感到特别激动。我仍然敬畏着大自然，而且很幸运，能通过我们这个敬业的科学家团队了解到许多新的大自然的秘密。我特别喜欢帮助年轻科学家，当我和他们讨论职业选择和未来道路时，总能看到他们的眼里闪烁的光芒。

对我来说，科学超越了实验室和学术界的高墙。我的父亲埃迪·霍特兹（Eddie Hotez）是一个非常务实的人，第二次世界大战时他曾作为一名 19 岁的海军少尉在冲绳、塞班岛和菲律宾的登陆舰上服役。他教会了我回报和行善的重要性。我坚信基础科学的重要性。我在《公共科学图书馆：生物学》（ PLOS Biology ）、《细胞》（ Cell ）、《自然》（ Nature ）和《科学》（ Science ）等杂志上读了大量关于基础生物科学的论文，由衷地感受到了新发现给我带来的兴奋。然而，我的成长经历也让我渴望建立新的疗法。我一生致力于将科学发现转化为新疫苗的研究和开发工作，我衷心感谢贝勒医学院和得克萨斯儿童医院给我提供了这些机会。

埃迪·霍特兹也让我认识到一场美好而崇高的战斗是多么重要。从 2000 年开始，在联合国千年发展目标启动之后，我开始倡导为世界上最贫穷的人提供应对被忽视热带疾病的基本药物，并提高美国穷人对被忽视热带疾病的认识。这些努力有了一定的成效，促使美国国会采取了相关立法行动，在改善健康方面取得了切实的成果。但是，类似的努力也会对正在使疫苗可预防的疾病卷土重来的反科学运动起到作用吗？反疫苗运动席卷美国，剥夺了儿童接种疫苗的权利，这让我感到震惊。作为一名疫苗科学家和儿科医生，我觉得有必要走出实验室，再次投入战斗。

在 2016 年和 2017 年，我写了一系列文章，希望减少反疫苗运动在得克萨斯州和全国的影响，然后出版了最新的书——关于瑞秋的书。在 2018 年和 2019 年，我开始定期接受广播和电视采访，甚至做播客，包括与乔·罗根（Joe Rogan）进行长达两小时的采访。然而，反疫苗运动仍在继续，并扩大到媒体和政治层面。在 2019 年美国麻疹疫情最严重时发表的一篇观点文章中，针对上述反疫苗运动的三个组成部分，我陈述了我的三部分行动计划，以对抗反疫苗运动，恢复美国社会对疫苗的信心。

其中一个关键组成部分是取消允许因个人信仰获得疫苗豁免的公共政策。在 2011 年搬到得克萨斯州时，我明白了反疫苗政治行动委员会所造成的危险的影响。根据得克萨斯州卫生服务部的数据，超过 6 万名儿童因父母拒绝而未接种疫苗，因为这些父母认为疫苗是危险的药物或者会导致自闭症。在得克萨斯州，自闭症甚至被直接视为一种"疫苗损伤"。此外，该州还有 30 多万名在家上学的儿童，我们不知道其中有多少比例的儿童还没有接受疫苗接种。因此，目前可能仍有 10 万多名儿童面临感染麻疹和其他严重传染病的风险。还有 17 个州的豁免数量也很高。其中，大多数的州政治行动委员会都还在致力于推动这些豁免的开放。而我们需要做的是找到一种机制来对抗这些危险的政治活动，并停止疫苗豁免。

然而，关闭疫苗豁免很难赢得民心。因此，我们需要做一些事情来对抗反疫苗的错误信息传播。很多时候，反疫苗运动组织通过在互联网上出售假冒的自闭症疗法（包括漂白剂、灌肠剂）和营养补充剂、虚假著作或广告来赚钱。为了阻止这样的行为，我建议通过删除Facebook、亚马逊和其他社交媒体和电子商务网站上的内容来瓦解反疫苗媒体帝国。我在这个问题上的立场引起了反疫苗团体的强烈反应，他们指责我违反了美国宪法第一修正案，是类似于现代的"烧书"行为。作为回应，我指出 Facebook、亚马逊及其他网站都是私人实体，而不是联邦政府，它们有权选择自己发布的内容，就像其他书商一样。在 2019 年发表的具有里程碑意义的《接受疫苗接种的萨尔茨堡声明》中，我和其他的一些疫苗专家重申了上述立场。

最后，我认为我们需要在美国和欧洲恢复建立一个更加健全的疫苗宣传体系。长期以来，美国的政府机构都想当然地认为，美国和欧洲大众乐意接受疫苗是安全的、拯救生命的技术。我们现在距离 20 世纪 50 年代和 60 年代也已经有几十年的时间了，当时的科学家——脊髓灰质炎疫苗的发现者乔纳斯·索尔克和阿尔伯特·萨宾，都被誉为英雄。现在，我们需要重建对疫苗的信心，并通过发布公共服务公告，宣传疫苗的功效及其安全记录。澳大利亚政府曾宣布一项耗资 1 200 万美元的相关活动。

2019 年秋天，反疫苗运动组织加大了对我和其他科学家的攻击。在位于时代广场的纽约喜来登酒店举行的儿童传染病会议上，他们把我们团团围住，我被保安迅速带出，上了一辆等在路边的优步（Uber）网约车。小罗伯特·F. 肯尼迪（Robert F. Kennedy Jr.）是当今最有影响力的反疫苗领袖之一，他在自己的 Instagram 上对我发起了攻击。他声称，由于我在 2000 年后从盖茨基金会获得了有关钩虫疫苗的资助，以及在 20 世纪 90 年代从一家初创的生物技术公司获得了开发新的癌症治疗方法的小额资助，因此我是疫苗行业的"有偿代言人"。事实上，我们并没有获得资金，也没有获得过财政支持。他还对乔纳斯·索尔克进行了抨击，还说我认为索尔克是英雄（实际上，他这部分说对了）。我担心肯尼迪的攻击会造成危险，因为他有不少追随者，他们相信他说的每一句话。让我更担心的是，这会导致进一步的袭击甚至是暴力事件。可悲的是，这就是在 21 世纪为科学辩护的代价。现在，为疫苗辩护必须成为疫苗合作的另一部分。

走向全球

此外，我还为美国和欧洲的反疫苗运动感到担忧，因为它有可能扩展到北半球以外的地区。我担心这场运动会蔓延到全球——蔓延到非洲、亚洲和拉丁美洲，这只是时间问题。在这些地区，疫苗覆盖率的下降可能会造成灾难性后果，甚至会阻碍实现全球发展目标。到目前为止，这种情况发生的证据并不充分，但在与来自孟加拉国、巴西、印度和尼日利亚等中低收入主要国家同事的交谈中，我了解到他们的上层社会如何率先从美国获取最新报道。毕竟，美国出口音乐和电影，为什么不会出口关于疫苗的虚假信息呢？

2019 年，世界卫生组织将"疫苗犹豫"列为全球十大健康威胁之一。这是因为它注意到了北美和欧洲麻疹感染病例的突然上升，以及在马达加斯加和菲律宾传播的新的大规模麻疹流行病，由此，全球麻疹病例增加了30%。尤其令人担忧的是，世界卫生组织发现一些国家在即将根除麻疹时，麻疹又卷土重来。新闻报道显示，来自美国的反疫苗运动造成了 2019 年萨摩亚疫苗接种率的下降，导致 80 多人死亡，其中绝大多数是幼儿。这需要萨摩亚政府的全面调查。

另一个令人担忧的问题是，宫颈癌和其他可预防疾病的疫苗免疫工作进展十分缓慢。澳大利亚政府已承诺推动一项扩大 HPV 疫苗免疫范围的倡议，以期在未来 10 年内消除宫颈癌。然而，在美国许多州和日本等其他国家，HPV 疫苗的接种率极低。在这些地区，一代青少年将错过他们的癌症预防期。这正是因为来自反疫苗游说团体的虚假报告，他们声称 HPV 疫苗会导致自身免疫疾病、流产、血栓栓塞等，甚至可能会导致青少年的自杀和抑郁。在这种情况下，反疫苗运动使妇女不必要地暴露在宫颈癌的风险之下，将男性和女性暴露在喉癌和其他癌症的风险之下。因此，最新的斗争是展示反疫苗运动是如何阻碍疫苗的推广工作，包括每年的流感疫苗接种。我担心它会影响新型冠状病毒疫苗的推出。互联网和社交媒体上已经有人声称 SARS-CoV-2 病毒是为了销售新疫苗而设计的，以及加速疫苗开发是为了让毫无防备的民众接种危险的疫苗。我现在被指控以此为目的创造了 SARS-CoV-2，与比尔·盖茨在秘密实验室进行合作。我们有一个冠状病毒疫苗计划，并渴望为解决新冠肺炎疫情开发新的全球卫生疫苗，但这样的努力却助长了这种阴谋论。我还担心，全球性的反疫苗游说团体可能会影响其他迫切需要疫苗的被忽视的疾病的抗疫工作，如针对疟疾、登革热，以及血吸虫病、钩虫感染和南美锥虫病的疫苗推广就可能遇到阻力。在未来 10 年中，我们不得不继续和反疫苗运动作斗争，这是一股日益壮大的、可能进一步导致疾病出现的强大力量。反科学思潮可能会成为和政治不稳定、贫困、城市化、气候变化同样重要的驱动力。它也代表着对全球卫生安全的最新威胁。

第十章
疫苗合作的实施和新型
冠状病毒肺炎的流行

在政治极度动荡或是爆发全面冲突的情况下，疫苗合作让新型霍乱疫苗和埃博拉疫苗成为强有力的防疫工具。我相信是埃博拉疫苗阻止了刚果民主共和国的疫情，因而也预防了一场远胜于 2014 年西非疫情的人间灾难。在非洲大陆上，埃博拉疫苗维护了许多地区的稳定。然而，像这种由冲突或政治动荡、国内人口的流离失所、气候变化以及其他"人类世"社会决定因素导致的疾病，其中的大多数都还没有获批的疫苗可用于其防控。我认为这是在卫生投资方面急需关注的一大重点，毕竟我们刚刚吸取了惨痛的教训，认识到疫苗可以同时应对贫困与全球安全问题。而且，疫苗合作还是维护国家稳定和实现和平的有效手段之一，但可惜，这一点常常被忽视。

自 20 世纪 80 年代以来，我一直积极致力于研发疫苗来预防与贫困相关的被忽视的疾病，尤其是 20 种热带传染病，如利什曼病、南美锥虫病、钩虫感染和血吸虫病等。它们被认为是极端贫困人口和受压迫的人民最常患的疾病。被忽视的热带病和疟疾是全球健康的两大威胁。据全球疾病负担研究的最新估算，这两类疾病每年造成约 72 万人死亡以及 6 230 万的伤残寿命损失年。这些被忽视的疾病源于政治动荡，能致人长期残疾，因此会破坏人口的稳定性。全球健康的另一大威胁是结核病，它大概是全球头号传染病杀手。到目前为止，疟疾、结核病以及所有由寄生虫病引起的被忽视的热带病都还没有获得许可的针对性疫苗。已经获得许可的被忽视的热带病疫苗是用于登革热和狂犬病的。

被忽视的疾病的疫苗开发面临着巨大的科技挑战。挑战之一是要确定合适的开发目标。例如，锥虫、血吸虫或钩虫等寄生虫的基因组大小与人类基因组的大小大致相当。因为寄生虫是复杂的真核生物，所以想要挖掘它们的基因组，并从所有的候选基因产物中筛选出几个来，过程也是很复杂的。我们与印度爱德大学的卡马尔·拉瓦尔（Kamal Rawal）博士一起，使用机器学习技术来帮助我们完成这项工作。疫苗开发的另一个阻碍是要开发量产疫苗的工业化流程，再加上要在实验室中用动物进行疫苗的临床前测试，以及将新研发的疫苗应用于临床时还要面临监管和安全上的障碍。

尽管挑战重重，经过这些年，我和玛丽亚·埃琳娜·博塔齐博士共同领导的得克萨斯州儿童疫苗开发中心还是开发出了两种疫苗。它们就是钩虫感染病疫苗和血吸虫病疫苗。目前这两种疫苗分别在非洲和巴西进行临床试验。预计还有一种南美锥虫病疫苗很快也要进入临床试验了。然而，我们还面临这样的问题：针对被忽视的热带病的疫苗开发和临床试验已经进行了 40 年，但是从某种角度来说，我们只是刚完成前期部分。现在，我们面临着更为艰巨的收尾部分——完成临床试验和产品开发，这将决定我们的疫苗是否能获得许可批准。

要获得最终的疫苗许可，我们还要完成两方面的工作。首先，因为美国食品药品监督管理局（FDA）和另一个国家级的疫苗许可监管机构规定要进行关键性临床试验，所以我们必须开发一种商业模式来应对关键性临床试验的费用和复杂程度。然而，在非营利领域，目前还没有被忽视的疾病疫苗开发的流程指南。因此，我们迫切需要商业领域做出创新。面对那些想参与全球卫生事业的年轻人，我经常解释商业与全球卫生事业之间存在着重要关联，如果他们想从事全球卫生方面的工作，去商学院进修是个不错的选择。我相信世界上存在着可行且可持续的商业模式来开发被忽视的疾病的疫苗，可惜我们尚未发现这种模式。与此同时，我们需要一项疫苗合作计划，以便与全球主要国家，尤其是疾病流行的国家进行合作。如果没有疫苗合作，我们的疫苗将无法被送到需要它们的人手里。

流行病防范创新联盟（CEPI）

自从联合国千年发展目标启动以来，全球的决策者和跨国制药公司一直致力于开发、许可和大规模生产干预措施，以应对与贫困相关的被忽视的疾病。与其他药物相比，疫苗这类生物技术是个大麻烦，因为开发疫苗所需的成本高、时间长，其中包括需要数年甚至数十年的临床测试，以确保其安全性和有效性。例如，在 20 世纪 80 年代，我还是洛克菲勒大学的医学博士生，那时我就开始开发第一个人类钩虫疫苗，但直到现在我们才进入第二期临床试验。同样，我们在 21 世纪初开始开发血吸虫病疫苗，现在刚完成第一期的安全性试验。而我们的南美锥虫病疫苗开发计划即将进入第二个十年。考虑到漫长的时间跨度，研究所需的高昂资金投入，为获得许可而进行的安全性试验以及渺茫的商业回报（因为疫苗的目标对象是世界上最贫困的人口），被忽视的疾病的疫苗获得许可的希望十分渺茫。

在 2014 年西非埃博拉病毒流行期间，人们开始关注被忽视的疾病疫苗缺乏可持续商业模式的问题。当时我们迫切希望能有疫苗作为抵抗疾病的重要手段。直到奥巴马政府通过生物医学高级研究与发展管理局投入超过 1 亿美元后，大型制药公司才授权使用现有技术，并开始扩大生产几种不同的疫苗样本以用于临床测试。最终，默克公司的 rVSV–ZEBOV 疫苗在 2015 年初开始显现出一定的疗效，但那个时候几内亚、利比里亚和塞拉利昂已经有 11 000 的死亡病例了。

彼时，全球的决策者才意识到，"常规的商业运营"将不足以开发对抗埃博拉等疾病的救命疫苗，因此找到新机制至关重要。达沃斯世界经济论坛提供了一个解决方案。在 2016 年和 2017 年，盖茨基金会、维康信托基金以及来自挪威、印度和其他国家的几位领导人在达沃斯两度会面，每次都推动了一个全球性疫苗开发和创新基金会的创立。虽然我没有出席达沃斯世界经济论坛，但当时的那些商议和讨论创造出了一个的新组织，即流行病防范创新联盟。

流行病防范创新联盟的总部位于奥斯陆和伦敦，是集"公共、私营、慈善和民间组织"之大成的伙伴关系组织，旨在研发那些大型制药公司不会选择的新疫苗。联盟的目标是筹集超过 20 亿美元来创建基金会，以激励新的参与者加入针对被忽视的疾病疫苗的开发工作。最终，联盟只筹到了大约三分之一的目标资金，但仍然是一个好的开始。

我大力支持流行病防范创新联盟，并且认为它是开发被忽视的疾病疫苗道路上的同路人。与我们的得克萨斯州儿童疫苗开发中心一样，该联盟正在探索科学和商业模式的创新。同时，随着流行病防范创新联盟的不断发展，我相信这一模式必将越发完善。值得称赞的是，该联盟与世界卫生组织密切合作，以确定主要的疾病目标，包括在最初几年运营期间的资助目标。然而，流行病防范创新联盟并没有关注现代"人类世"力量引发的最常见疾病，特别是对非洲、亚洲和拉丁美洲构成特定威胁的疾病。相反，该联盟主要针对的是已发现的大流行威胁，尤其是在北美、欧洲及日本的潜在威胁。这并不是说贫困人口没有受益于流行病防范创新联盟选择开发的疫苗，如拉沙热疫苗、中东呼吸综合征冠状病毒疫苗和尼帕病毒疫苗。益处当然是有的。但是，让西方领导人忌讳的疾病总能受到更多重视，包括现在的新型冠状病毒肺炎。流行病防范创新联盟基本忽视了高患病率的被忽视的疾病，而大量贫困人口正因此病亡。也就是说大多数情况下，我们自己的组织和其他类似的组织仍然只能靠自己。

另一种途径

在当今世界，大多数被忽视的疾病的疫苗开发流程都是从产品开发到临床测试，最后通过产品开发伙伴关系（PDPs）组织向国家监管机构（如美国食品药品监督管理局）申请上市许可。产品开发伙伴关系是非营利性组织，但他们使用商业模式生产"反贫困"产品来防治被忽视的疾病，如药物、诊断设备、疫苗和新的病媒控制手段等。如今，最著名的产品开发合作伙伴关系组织可能是被忽视的疾病药物研发倡议和帕斯适宜卫生科技组织（PATH），简称为帕斯。帕斯是迄今为止最大的有关疫苗的产品开发合作伙伴关系组织。在盖茨基金会的支持下，帕斯在 10 多年前开始与跨国制药巨头葛兰素史克合作开发疟疾疫苗 Mosquirix。Mosquirix 疫苗最初在沃尔特·里德陆军研究所开发，现在在帕斯与葛兰素史克的合作下已经完成了最终的第三期试验，也是确定其预防疟疾功效的"关键性"临床试验。基于这些研究，欧洲药品管理局（相当于美国的食品药品监督管理局）批准将该疫苗用于儿童。该疫苗目前正被引入 3 个非洲国家——加纳、肯尼亚和马拉维。疫苗的引进将有助于评估疫苗在现实场景中的表现，最终可以模拟出未来几年它对整个非洲的儿童的防护效果。类似地，葛兰素史克公司还在与一个致力于结核病疫苗的产品开发伙伴关系组织 Aeras 合作，共同开发一种新的结核病疫苗。不过，这个组织已与国际艾滋病疫苗倡议组织合并了。

解决疟疾等重大公共卫生威胁能够振奋葛兰素史克公司员工的士气，同时还能提升公司的自豪感，促进团队建设。然而，还有一个实际原因：预防艾滋病、肺结核和疟疾的疫苗具有双重作用。尽管这些疫苗主要面向市场极其有限的发展中国家，但在北美、欧洲及日本这些大型制药公司的传统市场中，它们也拥有一定的商业潜力。这个原因稍稍激励了像葛兰素史克这样的跨国巨头与产品开发伙伴关系组织以及盖茨基金会合作，进而共同推进针对这些被忽视的疾病的疫苗研发。然而，对于钩虫感染、血吸虫病、利什曼病和南美锥虫病等主要影响极端贫困人口的疾病，寻求跨国的商业合作变得难上加难。到目前为止只有少数几个非营利性的产品开发伙伴关系组织在开发针对这些疾病的疫苗，如我们在得克萨斯州的疫苗开发中心，帕斯，同样位于西雅图的传染病研究所和总部位于韩国首尔的国际疫苗研究所。

疫苗合作伙伴关系

疫苗产品开发伙伴关系组织的首要任务是推进被忽视的疾病疫苗的开发。但其中也能产生潜在的附带利益。

对于产品开发伙伴关系组织来说，尽管疫苗合作通常不是其本来的目的，但它们也能促进疫苗合作的开展。例如，非营利组织可以邀请外国研究人员来我们的实验室进行疫苗开发培训，而跨国制药公司和生物技术公司通常不会这样做。我们的得克萨斯州儿童疫苗开发中心定期接待来自世界各地的科学家，对他们进行近乎全方位的疫苗开发指导，包括发酵和增产工艺的开发、向美国食品药品监督管理局申报实验性新药、稳定性测试、文件编制和早期临床试验。此外，因为我们这个产品开发伙伴关系组织位于医学中心内，所以我们有培养博士生和博士后科学家的传统。在此基础上，我们与巴西、马来西亚、墨西哥和沙特阿拉伯的大学和研究机构合作，开展疫苗开发的培训。

我们与沙特阿拉伯的合作特别有意思，因为在某种程度上，这次合作是在我担任美国科学特使之后发展起来的。由于阿拉伯半岛冲突引起的疾病明显威胁到沙特阿拉伯王国的卫生安全，我得以与沙特阿拉伯领导层合作，开展与疫苗科学外交相关的活动。我们首先与沙特阿拉伯的学术机构（包括沙特阿拉伯国王大学）进行科学合作，长期目标是促进该国新兴的生物技术产业发展。

对于沙特阿拉伯来说，疫苗科学外交有多种作用。首先，冲突地区出现了各种疾病，如利什曼病、血吸虫病和中东呼吸综合征冠状病毒感染，沙特阿拉伯迫切需要新疫苗来保护其公民免受疾病的侵害。此外，因为这些疫苗的商业市场小得几乎可以忽略，大型跨国制药公司没兴趣长期开发这些疫苗，所以拥有自己的疫苗开发能力对沙特阿拉伯来说至关重要，只有这样才能预防可能会威胁到本国人口的疾病。换句话说，这些疫苗的开发对国家的安全至关重要。其次，作为沙特阿拉伯长期经济愿景（也称为"沙特2030愿景"）的一部分，该国致力于实现经济多元化，并减少对石油、天然气和其他化石燃料的依赖。生物技术有助于实现经济多样化，同时提升高科技工作就业率，满足该国的迫切需求。最后，作为麦加和麦地那两座神圣清真寺的监护国，未来在伊斯兰合作组织的成员国中，沙特有可能成为该地区疫苗的主要生产国。

疫苗科学外交是一项长期的努力。开发和测试疫苗通常需要1—20年的时间，以确保其安全性和有效性。因此，开展疫苗生物技术计划需要有独特的眼光，并且能理解计划的时间跨度。我们得耐心等待，看沙特阿拉伯王国能否坚持完成这场长跑。同时，观察沙特阿拉伯是否能与中东其他国家合作并建立伙伴关系，也非常有趣。目前，疫苗的发展极其有限。伊朗通过当地的巴斯德研究所和拉齐血清与疫苗研究所生产了一些疫苗。沙特阿拉伯和伊朗会考虑进行真正的疫苗合作吗？这是否能够缓解逊尼派与什叶派之间的紧张局势，或是平息中东和中亚的代理人战争？以色列也拥有先进的生物技术开发能力，但生产疫苗的能力有限。我们是否可以设想一个沙特－以色列联合疫苗科学计划？纳尔逊·曼德拉有一句名言，"在完成之前似乎总是不可能的"，在这里似乎很适用。在成为美国科学特使之后，我开始探索这些宏大的主题，而且我在美以两国科研基金理事会成员的新职位上仍在继续努力。该基金成立于1972年，是一项促进科学外交与合作的双边协议。

在中东之外，还有许多其他潜在的途径可开展疫苗科学外交。例如，我们正在印度探索一些振奋人心的机遇。位于浦那的印度血清研究所和位于海得拉巴的生物E等组织具有大批量疫苗生产的能力。同时，鉴于过去美苏之间疫苗合作的成功经历，美国能否再次与俄罗斯达成联合倡议？我相信美俄倡议会带来双赢。在过去的几十年里，俄罗斯在生产自有疫苗方面表现不佳，且格外欠缺开发新疫苗的能力。然而，考虑到其在欧洲、中亚和远东的辽阔地域，俄罗斯仍然极易受到新疾病输入的影响。疾病类型从蠕虫感染（如甲虫病）到西尼罗河病毒感染、利什曼病和耐多药结核病，不胜枚举。而对于美国来说，美俄合作除了能改善两国的外交关系之外，也同样能让美国从针对这些疾病的疫苗中受益。

另一个例子是拉丁美洲。巴西和古巴具有不同水平的疫苗开发能力，阿根廷和墨西哥在某种程度上来说亦然。事实上，在刚开始进行疫苗开发的时候，我们与巴西公共部门的两家领先疫苗制造商有着深入的联系，它们是奥斯瓦尔多·克鲁兹基金会和布坦坦研究所。10 多年来，我定期去巴西与这些机构合作开发疫苗，并且我们的疫苗在对抗寄生虫感染方面取得了一些成果。该项目得以推进的主要原因之一是我和这两家机构的负责人建立了良好的个人关系。这两位极具个人魅力的负责人是阿基拉·霍马（Akira Homma）博士和伊萨斯·罗（Isaias Raw）博士，他们两位基于一个可以同时保证质量控制和安全性的系统，构建了巴西疫苗开发的主要部分。然而，由于年龄和其他方面的因素，他们最终从领导的位子上退了下来。与此同时，在总统迪尔玛·罗塞夫（Dilma Rousseff）的任职期及她被罢免后的一段时期内，巴西经历了经济衰退和公共部门科学基金的严重流失。

由于上述因素的综合作用，我们与巴西在疫苗合作方面长达10多年的富有成效的合作遭到重创。尽管我们仍在与克鲁兹基金会和米纳斯吉拉斯联邦大学合作进行临床试验，但是我们无法推进更有意义的疫苗合作工作，也无法获得疫苗许可，这令人失望。不过，我希望我们的合作有一天能够重新焕发活力。与此同时，我们正在与巴拿马等其他拉丁美洲国家建立新的联系；而在墨西哥，我们已经建立了一个机构联盟，专注于开发南美锥虫病的治疗性疫苗。南美锥虫病是拉丁美洲贫困人口中最常患的一种被忽视的热带病。我们与卡洛斯·斯利姆基金会展开了合作，希望推进墨西哥的疫苗开发，并避开与巴西合作时遇到的陷阱，以免拖累进度。我们很荣幸能与斯利姆基金会的负责人罗伯特·塔帕-康耶（Roberto Tapia-Conyer），其同事米基尔·本坦考特（Miguel Betancourt）以及斯利姆（Slim）家族的几位成员合作，其中包括马克·安冬尼·斯利姆·多米特（Marco Antonio Slim Domit）。斯利姆家族大力支持墨西哥的生物技术，并且对此充满了热情，他们投身其中且表现得平易近人。我们相信，这可能代表了一种创新模式，也许能为拉丁美洲最贫困的人口开发出新的生物技术。

设计"人类世"疫苗路线图

克鲁兹基金会和布坦坦研究所隶属一个名为发展中国家疫苗制造商联盟（DCVMN）的创新组织。该联盟由50家非营利和营利性疫苗制造商组成，致力于保障资源贫乏国家的人口能获得高质量且可负担的疫苗。他们每年召开会议，交流杰出案例。该联盟的成员总计能生产大约200种的疫苗和生物制品，其中约有40种通过了世界卫生组织的药品资格预审。世界卫生组织的资格预审能够证明产品的质量，该联盟的制造商因此可以将疫苗出口到其他国家。该联盟的关键在于它集合了各个组织，这些组织比主要的跨国制药组织拥有更高的独立性，因此它们在开发预防区域流行性疾病的疫苗方面具有一定的自主权。但该联盟的弱点在于其成员较少生产新型疫苗或是针对新出现的感染疾病的疫苗。相反，它们通常主要沿用既定的商业做法和工艺程序，生产疫苗衍生产品。不过，发展中国家疫苗制造商联盟的体系也在不断发展，我们的疫苗产品开发伙伴关系组织和同类型的其他组织正在与该联盟的成员密切合作，提升其生产新疫苗的能力。

疫苗产品开发伙伴关系与发展中国家疫苗制造商联盟的优点在于它们不依赖于跨国制药公司，并且内部成员可以共同决定是否让跨国制药公司加入或退出组织。因此，这种合作模式为疫苗合作和科学创新提供了一条可行的自主道路。然而迄今为止，针对那些在"人类世"力量影响下诞生的新的被忽视的疾病，相关疫苗的产品组合和生产流水线是非常有限的，它们急需扩大。发展中国家疫苗制造商联盟的许多成员所获的利润非常微薄，即使它们想要预防对国家卫生安全构成重大威胁的疾病，也无法承担开发新疫苗所需的资金投入。此外，较低的预期投资回报也阻碍了它们的发展。因此，该联盟成员的所在国政府需要加大力度支持针对这些疫苗的公共投资。其中如阿根廷、巴西、印度、印度尼西亚、墨西哥、沙特阿拉伯和南非等国，尽管它们是与贫困相关的被忽视的疾病和热带疾病的高发区，但同时也是经济基础雄厚的 G20 成员国。

　　"人类世"疫苗的路线图可以这样设计：在 G20 成员国的卫生部或科学技术部支持下，发展中国家疫苗制造商联盟成员和疫苗产品开发伙伴关系组织及该国政府签订合作协议，为新出现或被忽视的疾病开发和生产新疫苗。然后，该国再通过疫苗合作与别国的科学家合作。例如，我们的得克萨斯州儿童疫苗开发中心与沙特的学术机构和工业机构合作开发了利什曼病疫苗，并得到了沙特政府或其主要研究组织（即阿卜杜勒·阿齐兹国王科技城）的支持。反过来，这个沙特财团可以与中东地区其他流行利什曼病的国家（如黎巴嫩、土耳其或约旦）开展联合合作，甚至可以与伊朗或以色列合作开展更大规模的项目。

　　另一条创新之路依赖于 G20 创建的全球卫生技术基金。日本和韩国都采用了这种方法，但只面向本土的生命科学公司和学术机构。这个模式仍然较新，并且需要盖茨基金会的联合融资资助。我加入了韩国的基金董事会，见证这种模式的发展将是非常有趣的事情。根据我们的调查，在 G20 的成员国内，被忽视的疾病造成的负面影响很普遍却又常常被视而不见。我希望这些成员国都能开发类似的创新基金，以此激励全球卫生科技的发展。我相信这也是盖茨基金会为确保可持续的创新所做出的一大贡献。

除了 G20 成员国之外，还有几个国家虽然资源匮乏，却也具有开发或实际生产核武器的科学潜力。这些国家仍然有可能将他们的科学实力转而用于开发被忽视的疾病的疫苗。我的观点是，如果一个国家具备开发核技术及核武器的资金来源和科学能力，那几乎可以肯定它能制造疫苗。我相信这样的政策方向调整是疫苗科学外交的最佳体现。再一次重申：几十年前，美国和苏联就可以大胆地抛开敌对的意识形态，合作开发和管理脊髓灰质炎疫苗和天花疫苗，那么，今天的我们在这个领域应当有更远大的目标。

新型冠状病毒肺炎和疫苗合作

大规模的冠状病毒的流行已成为 21 世纪的新型重大威胁。以前，人类冠状病毒感染被认为是上呼吸道感染的中等重要原因，会导致喉咙痛、咳嗽和感冒症状，有时会导致更严重的下呼吸道肺炎。到了 2003 年，一场"非典"疫情最终导致 8 000 多人感染，死亡率为10%。在老年人中，死亡率接近 50%。世界被 SARS-CoV 这种新的病毒病原体弄得措手不及，这促使世界卫生组织和许多国家采用了《国际卫生条例（2005）》和"全球卫生安全议程"中的建议。在 2012 年，中东呼吸综合征在阿拉伯半岛爆发，并在沙特阿拉伯和韩国造成了严重的疫情。这两种冠状病毒感染的疫情都给了我们充分的警告，即冠状病毒是严重的大流行威胁。它们不仅是具有高度传染性的呼吸道病毒疾病，还会对医院和医护人员造成重创。"非典"和中东呼吸综合征都导致了严重的医院感染，表现为医生和护士的高发病率。"非典"疫情甚至导致了我的意大利同事卡罗尔·厄班尼（Carlo Urbani）博士的死亡。他以医生的身份被世界卫生组织派遣到越南调查流行病。卡罗尔是重要的公共卫生医生和科学家，一生致力于控制寄生虫感染，他和我在 21 世纪初一起建立了被忽视的热带病防治系统。

SARS 冠状病毒疫苗

我们的研究小组主要关注被忽视的寄生虫感染，如血吸虫病、利什曼病和南美锥虫病，但在 2010 年，我在纽约血液中心的同事莎拉·卢思廷曼（Sara Lustigman）博士将我们介绍给了一个研究小组。该小组由姜世勃、杜兰英博士领导，在 SARS 病毒和中东呼吸综合征病毒研究中处于领先地位。自 SARS 冠状病毒出现以来，他们一直致力于研制疫苗，解决该领域的棘手问题。早期的 SARS 冠状病毒疫苗由灭活病毒（类似于脊髓灰质炎的索尔克疫苗）或表达 SARS 病毒抗原的天花病毒的改良版本组成，并不是很有效。事实上，它们有时会使实验动物感染 SARS 冠状病毒，而且感染后病情加重，这种现象被称为免疫增强。我们仍不清楚其确切的机制，但它似乎涉及在诱导特定类型的免疫后肺或肝脏中的细胞浸润，有时称为辅助性 T 细胞 17 反应，也称"Th17反应"。令人担忧的是，免疫增强可能是开发人类疫苗的一个重要障碍。事实上，在 20 世纪 60 年代，美国国立卫生研究院和华盛顿儿童医院（现为国家儿童医疗中心）的研究人员对疫苗进行了临床试验，以预防一种严重的婴儿呼吸道病毒——呼吸道合胞病毒（RSV）。他们的RSV 疫苗是用一种灭活病毒研制的。结果表明，很多儿童在社区接触感染后，实际上情况反而更加糟糕，甚至有两名受试儿童死亡。几十年来，尽管盖茨基金会在寻求针对这一重要的全球病毒病原体的新方法，但这一事件仍然抑制了开发 RSV 或类似呼吸道病毒疫苗的热情。

　　姜世勃、杜兰英博士共同研究发现，如果他们只使用一小块与人类肺部发现的受体对接的外部刺突蛋白，而非整个病毒或表达 SARS 抗原的病毒载体，他们就可以解决免疫增强问题。这种基于受体结合域的疫苗利用这样的蛋白质在实验室动物身上诱导了保护性免疫的产生，同时能够最大限度地减少或阻止免疫增强。2011年，我们申请了美国国立卫生研究院的支持并获得了一笔大额资助，用于扩大 SARS 冠状病毒受体结合域抗原的生产规模，并将其作为开发疫苗的一种手段。我们在贝勒医学院的团队与纽约血液中心、加尔维斯顿国家实验室和得克萨斯州儿童疫苗开发中心形成了合作伙伴关系，最后又与我们曾几度在疫苗制造方面共事过的沃尔特·里德陆军研究所合作，生产出了最终抗原。

　　然而，在 2016 年当我们生产出 SARS 冠状病毒疫苗时，人们对加速其进入临床试验的热情并不高。疫情消失，可报告的 SARS 病例也消失了，我们未能说服潜在的捐助者或行业合作伙伴相信这是一种值得储存以备未来使用的疫苗，这让我们的团队感到沮丧和悲伤。该疫苗在实验室中的良好表现曾让我们对此充满激情。它对 SARS 冠状病毒感染具有高度的保护作用，并且就降低免疫增强方面而言，似乎很安全——尤其是当该疫苗使用明矾佐剂配制时。明矾是一种常见的佐剂，将这种物质添加到疫苗中可增强对抗原的免疫反应。这种佐剂在全世界被广泛使用，如用于预防宫颈癌和其他癌症的 HPV 疫苗或用于白喉、百日咳和破伤风的联合疫苗配制。

我们疫苗的另一个优点是，它是以酵母表达重组蛋白技术制备的。这个优点体现在两个方面的：首先，重组酵母疫苗有先例，如乙肝疫苗；其次，它的制造成本可以非常低，因此大多数中低收入国家都可以负担得起。但由于没有进一步支持，我们几乎不得不将项目搁置起来了。多亏博塔齐博士，她是我 20 年的科学研究伙伴，现在也是得克萨斯州儿童疫苗开发中心的联合主任，她很明智地保障了我们 SARS 冠状病毒疫苗的稳定性测试项目。这意味着如果我们最终获得支持，将疫苗推进到了临床测试阶段，届时我们可以确定疫苗是否稳定。

SARS-CoV-2 疫苗

幸运的是，我们的 SARS–CoV 疫苗自 2016 年投入生产以来一直保持稳定。事实上，它可能有了新的用途。2019 年底出现了一种新型冠状病毒感染（现称为新型冠状病毒肺炎）。在受新冠肺炎疫情影响的主要国家中，本书讨论过的许多 21 世纪决定性因素并不是这次疫情的主要推手，如战争、政治动荡、气候变化和反科学论等。但是，拥挤、城市化和高人口密度成为疫情的关键驱动因素，这一情况在美国的一些城市地区尤为明显，特别是在纽约市。在新奥尔良等城市的贫困社区，人们很难保持社交距离，而潜在的糖尿病和高血压又导致了高病死率。

2020 年 1 月，中国科学家开始发布有关新型冠状病毒病原体的研究报告。他们经常使用免费且开放获取的预印本服务平台 Biorxiv 和 Medrxiv。二者均由纽约州长岛的冷泉港实验室创立。虽然有人声称中国的新冠肺炎疫情数据并不透明，但就我和中国科学家的实际合作而言，事实不是这样的。整个一月和二月，我每天早上醒来都会查看来自中国的最新信息。中国的信息揭示了新病毒与 SARS-CoV 密切相关，最终被命名为 SARS-CoV-2。SARS-CoV-2 与 SARS-CoV 表现出大约 80% 的遗传相似性，并与肺部相同的宿主细胞受体结合。很快，大家就发现这两种病毒高度相似，因此，我们的 SARS-CoV 疫苗有可能被重新启用，形成针对 SARS-CoV-2 的交叉保护。

这些发现引发了一系列行动，促使我们与最大的非营利产品开发伙伴帕斯建立了伙伴关系。在推动新疫苗开发、促进全球卫生方面，帕斯拥有非常丰富的经验。例如，帕斯曾与印度血清研究所一起，带头开发和引进了预防 A 型脑膜炎球菌感染的疫苗；帕斯还曾与葛兰素史克合作，研制了用于非洲的疟疾疫苗。因为我们的 SARS-CoV 疫苗是依靠酵母制造的低成本疫苗，所以我们认为它有可能成为第一款专为中低收入国家设计的新型冠状病毒疫苗。与我们相反，现在为美国加速生产的疫苗大都利用了创新但可能昂贵的技术平台。我们现在还在开发针对 SARS-CoV-2 的受体结合域，希望这两种疫苗都能取得进展。目前，伊朗是新型冠状病毒肺炎病例数最多的中等收入国家，但我们预计厄瓜多尔、印度、菲律宾和一些非洲国家最终将成为新型冠状病毒肺炎的主要流行病区。我们了解到，新型冠状病毒肺炎在上述国家中的某些拥挤的大城市已经流行开了。随着 SARS-CoV-2 病毒入侵南半球和那里的发展中国家，我们希望我们的疫苗成为第一款专门为世界上最贫困人口设计的、安全且可负担的疫苗。它可能成为专为南半球新特大城市设计的第一种主要疫苗。

新冠肺炎疫情还带来了另一个意想不到的变化：我开始在全美范围内讨论新型冠状病毒肺炎的科学内涵和新型冠状病毒疫苗研发的全球竞赛。在 2020 年的春天，我每天都在全美三大主要有线电视网络（美国有线电视新闻网、福克斯新闻或微软全国广播公司）上谈论与新型冠状病毒肺炎相关的最新科学进展，并追踪新冠肺炎疫情的演变，尤其是其在美国的变化。我相信自己可能是为数不多的、能参与三大新闻频道的访谈嘉宾，因为这三个频道各自有强烈的政治观点，它们对总统特朗普以及白宫如何处理新冠肺炎疫情问题的态度不一。我一直努力保持在这三个频道出镜，以此向全美人民说明科学可以而且应该超越政治。为证明这一点，在与政治立场对立的各个著名主播进行讨论时，我都应该感到自如。到目前为止，虽困难重重，但我仍能成功闯关。我能马不停蹄地应对各类主播，为此感到颇为自得。在日间节目中，我可以先和极具存在感的主播交流，比如美国有线电视新闻网的布丽安娜·凯拉尔（Brianna Keilar）、艾莉森·卡梅罗塔（Alisyn Camerota）和约翰·伯曼（John Berman），再对上微软全国广播公司的妮可·华莱士（Nicolle Wallace），然后对上福克斯新闻的桑德拉·斯密斯（Sandra Smith）、埃德·亨利（Ed Henry）、哈里斯·福克纳（Harris Faulkner）；或者，在晚间节目中，我可以先对上美国有线电视新闻网的安德森·库珀（Anderson Cooper），再对上微软全国广播公司的克里斯·海耶（Chris Hayes）和劳伦斯·奥唐奈（Lawrence O'Donnell），然后对上福克斯新闻的肖恩·汉尼蒂（Sean Hannity）和塔克尔·卡尔森（Tucker Carlson）。桑杰·古普塔（Sanjay Gupta）博士对我很好，给了我很多鼓励和建议。此外，感谢吉尔·罗根（Joe Rogan）、奥兹医生（Dr. Oz）、艾莉莎·米拉诺（Alyssa Milano）和《每日秀》(*The Daily Show*) 等人或节目，他们让我有机会与全国观众交谈，真是太棒了。

这样高的出镜率是很有挑战性的，但我相信这是一项至关重要的活动。我的观点是，反科学思潮兴起的一个重要因素是科学家太过低调，这种情况在美国尤为严重。在危机时期跟全国观众讨论科学，能收获的好处可能不仅仅局限于控制新冠肺炎疫情。不过这件事还会给我们带来一个挑战，就是要将我们的卧室改造成寒酸的电视演播室。我的妻子安已将此作为她的重要使命，我永远感激不尽。她爬上梯子，将 T 恤贴在窗户上以阻挡刺眼的阳光，并巧妙地在角落里搭建了一个具有学术氛围的临时背景墙，让我在通过 Zoom、Skype 或 Cisco 讲话时感到一丝体面，尽管我上身穿着扣好纽扣、打上领结的衬衫，下身配的是运动裤。当我说话的时候，我的猫在笔记本电脑另一边熟睡，安会下楼用电视观看我的节目，然后给我提供详细的点评，不然就是提供咖啡或绿茶让我保持清醒。我们的女儿瑞秋有特殊需要，在家里我们也得和她保持社交距离，因此在我接受采访时，安有时不得不堵住门口，以防止她进入我们的卧室。在电视采访和其他采访之间，我有时会与波塔兹博士以及我们实验室杰出的科学家团队进行电话会议，以将我们的新型冠状病毒疫苗推向临床试验阶段；有时我会向潜在的捐助者筹集资金以支持疫苗产品和疫苗的临床研制；有时我正在写关于我们的疫苗的论文，并努力跟上不断更新的科学文献。最重要的是，在这个疫情时期，睡眠是顾不上了。

疫苗合作的失败

如果 2016 年有资金来加速发展我们的 SARS 冠状病毒疫苗，它有可能已经完成了安全性临床测试，并准备好来对付新型冠状病毒。由于 SARS 冠状病毒和中东呼吸综合征冠状病毒的迅速传播，我们认识到新型冠状病毒全球大流行的可能性越来越大。但是，我们无法获得资金或确定行业合作伙伴来合作进行临床测试和最终产品开发。目前，全球超过 300 万例新型冠状病毒肺炎病例中的大多数发生在 G20 成员国。而全球经济因此正在遭受重创，造成数万亿美元的损失，并抹掉了自 2008 年全球经济衰退以来的大部分经济增长。此外，新型冠状病毒削弱了全球安全，这一切都是因为 G20 国家无法组织起来为冠状病毒疫苗计划投资几百万美元。如果我们在 2016 年能准备好疫苗，我们可能会看到全球经济出现截然不同的情况。倘若我们现在开发新冠肺炎疫苗来维护公共卫生，希望还来得及阻止新冠肺炎疫情像流感一样常态化流行。如果发生这种情况，那么反复出现的新型冠状病毒将产生更致命的后果。因为季节性流感的病死率为 0.1%—0.2%，但目前新型冠状病毒肺炎的病死率要高得多。

　　最终，世界需要一种安全、有效且能负担得起的疫苗来控制新型冠状病毒，然而目前为全球贫困人口提供疫苗仍然不是优先事项，这一事实是证明我们有必要同时加快疫苗开发和疫苗合作的典型实例。

第十一章　破碎的方尖碑

在解决紧迫问题方面，疫苗合作能提供一种新思路和新方法。我们迫切需要新的疫苗来对抗"人类世疾病"的再现。除了提供疫苗之外，疫苗合作还能提供一种在国际科学合作或协作机制中生成的应对紧急情况的策略，这种策略在冲突或政治不稳定时期尤为有效。在冷战时期，疫苗合作已被证明是行之有效的交流沟通渠道，也是一种具有创新性的实现和平的手段，至今仍具有重要意义。自20世纪50年代以来，在公共卫生方面，疫苗合作取得了一些实质性的胜利，包括根除天花，几乎消灭了脊髓灰质炎，以及成功预防了与埃博拉病毒感染有关的公共卫生灾难，并且还推动了能预防这类疾病的疫苗的研制和改进工作。为抗击新型冠状病毒，我们需要开展疫苗合作。

更重要的是，面对天花、脊髓灰质炎、埃博拉病毒和新型冠状病毒这四者中的任何一个，全球卫生界都必须积极应对，迅速研制、测试、批准许可和分配相关疫苗。我们能否采用一种具有前瞻性的机制，让各国能优先考虑疫苗合作，并经常利用这种机制来改善国际关系？虽然"流行病防范创新联盟"等新兴的组织和日韩政府提供的创新基金代表着全球疫苗合作的新前景，但"全球卫生安全议程"目前并没有重点关注疫苗研发。我衷心支持各种为疫苗合作做出的努力。然而，我也认为目前存在着一种机遇，人们可以以扩大国际科学合作为核心思路，通过更全面的努力，来解决世界上普遍存在的、与贫困相关的被忽视的疾病。

这样的可能性或许可以在 G20 中找到。如今，由 19 个国家和欧盟组成的 G20 经济总量几乎占全球的 90%，但在这些国家中也同样存在着世界上大多数与贫困相关的被忽视的疾病，包括被忽视的热带病等。我发现如今这类被忽视的疾病在 G20 中普遍存在，这一发现非常重要。虽然最初 G20 是由各国央行行长和财长组成的组织，但其职权范围在 2008 年全球经济衰退之后有所扩大，G20 成员国领导人开始每年举行会议，会议旨在就共同利益的领域和紧急优先事项达成共识并发布官方声明，其中许多声明现已超出了金融合作的范畴。例如，2019 年在日本大阪举行的 G20 峰会就聚焦于气候变化、人工智能和妇女的权利。

我希望未来 G20 峰会能将疫苗合作列为优先事项之一，并关注一些重点领域。首先，G20 的成员国都要承诺积极应对被忽视的疾病。我研究分析了世界卫生组织和全球疾病负担研究发布的数据后得出结论：如果 G20 成员国能治疗和预防在富裕地区的贫穷人口和弱势人群的疾病，就有可能消除全球三分之二以上的被忽视的疾病。科学研究和疫苗开发是解决全球被忽视的疾病的关键。因此，G20 成员国都应同意建立国家创新基金，促进针对被忽视的疾病的疫苗的研发。日本和韩国政府与他们各自的生命科学行业和盖茨基金会合作建立的国家创新基金是一个值得探讨的模式，但我们需要所有 G20 成员更多地参与进来，也提出类似的倡议。特别是人口众多、中等收入群体较多的金砖国家。

　　为被忽视的疾病的疫苗设立创新基金是实现疫苗合作重要的一步，但这种财政机制并不是万能药。我们仍需要完善机制促进国际科学合作。我们还可以借助发展中国家疫苗制造商网络的资源和致力于疫苗发展的公私合作伙伴机制，借助 G20 成员国科学领导层与主要的联合国专门机构的合作，来创造出更为卓越和高效的疫苗合作生态系统。我们需要时间、想法和规划来确定如何组织并实现疫苗合作，但将 G20 的科学领导层的力量集合起来将带来一些重要的范式转变，疫苗合作的地位也将提升到与其历史地位相匹配的应有高度。为实现上述想法，我曾与世界卫生组织热带病研究和专项培训项目及世界知识产权组织合作。但建立并发展类似的合作机制仍然缺乏一位能洞悉疫苗合作面临的机遇和紧迫性的高级别领导者。另一个需要思考的方面是与疫苗合作相关的人权问题，以及创新和免疫疫苗的前景，这可能也是吸引一位合适的高级别领导者的重要因素。

疫苗的获取

我们需要更多地关注疫苗合作的人权问题。在捍卫疫苗和打击美国反疫苗运动的同时，我向美国著名的生物伦理学家——纽约大学的阿瑟·卡普兰（Arthur Caplan）教授寻求帮助，希望能解决疫苗获取的相关困境。从 2015 年开始，在美国较为保守的一些州（如得克萨斯州及美国西部的其他州），反疫苗运动与共和党的极右翼相勾结，后者也被称为"茶党"。现代茶党运动始于 2009 年，其目标部分是反对自由派奥巴马政府，并将注意力集中于减少政府对国民生活的干预和干涉的保守主义活动上。茶党之名来源于 1773 年的波士顿倾茶事件，这是一次抗议英国对商品征税的事件。美洲殖民者们在波士顿港袭击了 3 艘英国船只，并将船上的茶叶扔入海中。

2015 年反疫苗运动开始右倾，在得克萨斯州建立了支持反对疫苗运动的政治行动委员会。其创造的口号包括"医疗自由""健康自由"或"选择"，认为应该由家长替孩子决定什么是更好的选择。如果家长认为疫苗会导致自闭症或者极为危险，那么他们有权拒绝让孩子接种。我向阿瑟·卡普兰求助，因为我认为有些事情不对劲。在"自由"和"选择"的幌子下，得克萨斯州有6万名或更多的儿童实际上被剥夺了预防严重或致命疾病的基本权利。因此，麻疹和其他疫苗可预防疾病很容易在得克萨斯州和其他许多保守的州大规模蔓延。

我和卡普兰共同撰写文章证明接种疫苗是儿童的一项基本权利。我们在文章中提到，"可悲的是，在'医疗自由'或'选择'等术语的幌子下，父母因为错误信息和盲目恐惧正在剥夺孩子免受疾病侵害的权利"。也就是说，"家长出于意识形态或个人信仰原因而不相信科学证据，使孩子们受到了不必要的伤害"。我们在文章中解释，孩子们有权接种疫苗，就像他们有权在车上使用儿童座椅或系安全带一样。

大家完全可以想象，得克萨斯州的反疫苗运动团体有多反感我们的文章，也讨厌我直言不讳地把疫苗接种视为儿童人权。然而，我的观点有例可循。1989年，联合国大会推出了具有里程碑意义的条约——《儿童权利公约》（Convention on the Rights of the Child），公约承认儿童享有健康和初级医疗的权利。我和卡普兰坚持认为疫苗获取和疫苗接种项目是该公约的关键要素。然而可悲的是，现如今美国是唯一一个没有签署和批准该公约的国家。

全球健康、科学和人权

疫苗作为有史以来最强大的生物技术，已经取得了非凡成就。它们还在更大范围的全球健康覆盖卫生机制中发挥着扩展作用。乔治城大学的劳伦斯·哥斯汀（Lawrence Gostin）、世界卫生组织总干事谭德塞博士及其同事都指出，联合国的《世界人权宣言》（Universal Declaration of Human Rights）也适用于全球公共卫生政策和"全民健康覆盖"这一范畴，世界卫生组织已将后者视为加强卫生系统方法的核心原则。

"全民健康覆盖"是在 2000 年联合国千年发展目标后开始推广实施的，作为其先行者之一，我大力支持将获取治疗被忽视的热带病的基本药物作为一项人权。我也曾与时任联合国健康权问题特别代表保罗·亨特（Paul Hunt）探讨该问题，那场讨论让我记忆犹新。迄今为止，每年有超过 10 亿人能够获得治疗肠道寄生虫感染、血吸虫病、淋巴寄生虫病和沙眼的低成本药物或捐赠药物。2019 年，我们公布了更多数据，证明此类药物不仅正在减少甚至消除部分被忽视的热带病，而且整体上也降低了儿童死亡率，保障了女性健康和生殖健康。

获得科学创新的基本权利对"全民健康覆盖"机制同样重要。世界上的贫困人口也应有与研究和开发被忽视的疾病疫苗相关的人权。获得创新和开发疫苗机会与实现全民健康覆盖是并行不悖的。在 2019 年，我曾在一篇文章中提到："这个世纪刚刚开始，但世界上有些人被剥夺了相当多的权利，如土著居民和生活在富裕区中的贫困人口等。缩小他们与其他群体之间在获得技术创新和转化医学方面的差距，依然是本世纪科学技术方面的重大挑战之一。"而疫苗合作提供了方法途径。

2018 年，美国科学促进会的杰西卡·温德姆（Jessica Wyndham）和美国社会学协会的玛格丽特·韦格斯·维图洛（Margaret Weigers Vitullo）的一篇文章以更为广泛的视角阐释了科学作为一项人权的理由。他们认为，在疫苗和其他"科学技术的物质产品"之外，科学领域的人权还延伸到从科学知识和信息中受益，应以此根据实际情况制定政策。他们还展示了科学如何加强个人和社区的力量，并指出 70 年前联合国《世界人权宣言》就包括"分享科学进步及其产生的福利"的权利。

疫苗特使

疫苗合作的未来将依靠拥有特别技能的科学家们。他们必须了解疫苗科学，同时熟悉外交和外交关系的基本要素，还必须致力于实现联合国《世界人权宣言》的目标。最理想的是，疫苗特使们能从广度和深度上理解现代"人类世"力量：冲突、人口迁移、城市化、气候变化和反科学论。

目前，跨学科培养（如生物医学和社会科学交叉）对于大多数高校来说都不属于强项，而且擅长疫苗合作的人才也没有较好的就业机会。此外，从我在高校、美国驻外大使馆和美国国务院的工作经历来看，我认为在公共政策和政治学专业领域中，科学政策和科学外交可能是发展最缓慢的模块。而毫无疑问，美国最大的优势之一是它的研究型高校和科研机构。

我作为美国特使去过很多地方，许多国家的科学和卫生部长（或他们的工作人员）都在美国接受过培训，其比例之高令人印象深刻。

很多人都在美国的赠地大学接受过培训，这类大学是指由政府资助的美国高等教育机构，如爱荷华州立大学和普渡大学等。根据 1862 年和 1890 年颁布的莫雷尔法案，此类大学是为培养农业和工程等"应用"学科而设立的。现如今，很多赠地大学也同样是科研机构，是国家的宝贵财富。我也相信，这类机构未来会成为科学外交的有力工具。我在科学特使生涯中发现，世界各地多位领导人都深深钦佩美国的研究和培养能力，特别是我们的研究型大学。我们能够、也应该继续发展这一领域。

破碎的方尖碑

在休斯顿的时候，每天晚上我和妻子安会一起散步，并谈论当天发生的事情。我们住在蒙特罗斯社区，著名的梅尼尔私人收藏博物馆——一个约 182 亩的"艺术街区"，也坐落其中。对我而言，梅尼尔藏品中最触动人心的是一件名为"破碎的方尖碑"（*Broken Obelisk*）的户外雕塑（见图 11-1）。这座雕塑是巴尼特·纽曼（Barnett

Newman）在 20 世纪 60 年代设计的，坐落在著名的罗斯科教堂对面的倒影池旁。该雕塑是一块重达两吨多的巨大铁锈色钢铁艺术品。"破碎的方尖碑"的含义经常引起争论，也难以捉摸。一些艺术评论家声称它在某种程度上映射了古埃及的金字塔，还有人认为它是颠倒的、破碎的华盛顿纪念碑，或者两者兼而有之。但对我来说，它既代表了需要修复的支离破碎的世界，也代表了疫苗合作的希望。

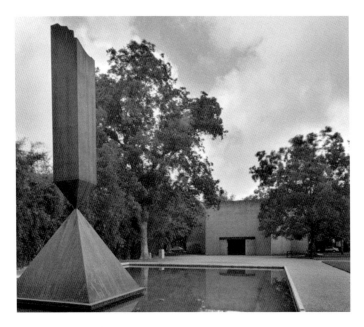

图 11-1　位于得克萨斯州休斯顿的巴尼特·纽曼的《破碎的方尖碑》

在全球范围内，疫苗合作强调科学创新是一项国际宝藏。它代表了我们最崇高的追求之一——科学造福人类，以及对希望和更美好世界的憧憬。在过去 70 年中，我们看到疫苗合作发挥的作用和取得的惊人成果。它让我们消灭了三大疫病，同时促进了科学合作，维护了和平稳定。科学和科学家尽管取得了极大的成功，但却经常被国际事务边缘化。这是一个被错失的良机。现在，我们需要扩大科学的作用，大力开展疫苗合作，将其作为国家间联盟的重要内容。

译后记

2021 年暑假，我严格遵守防疫要求，留守上海。期间，有幸接到中译出版社的委托——翻译彼得·霍特兹博士的《防范下一场大流行》。很快我就找到合作伙伴，在一个月内完成了本书的翻译。译稿交付的一刻，感触良多。

我首次接触到本书的英文书稿时，正值世界卫生组织将引起印度第二波疫情的新型冠状病毒变异毒株命名为"德尔塔"（Delta）变体。每日新闻报道中的全球疫情信息令人心情沉重，感觉这世界面对无形的新型冠状病毒似乎有些手足无措。我的悲观之情油然而生。世界怎么了？不过，翻译工作似乎给了我力量。本书作者以厚重的专业积累和温暖的人文关怀，指出"健康是通向和平的桥梁",为人类控制疾病提供了路径与方案,增强了人们战胜病毒的信心和勇气。

霍特兹博士是著名的病毒学家,是美国热带医学和卫生协会的主席,也是《公共科学图书馆:被忽视的热带疾病》(*PLOS Neglected Tropical Diseases*)的创始主编,而且曾担任美国科学特使,出使中东。称霍特兹博士是顶级科学家和杰出外交家是恰如其分的。就如作者具有多重身份一样,本书的价值也是多维的。它既有科普性,又有学术性。本书还提出了切实可行的全球卫生治理的政策建议——疫苗合作。

本书的第一章至第三章简直就是有关"被忽视的热带病"和"疫苗合作"的科普读物。在翻译这部分时,我们遇到了大量的疾病名称。有些病可以翻译成比较正式的专业术语,也可翻译成较为口语化的表达,我们一般选择专业术语。如果同一个名词出现在不同的语境中,我们也尽量保持翻译的统一,避免给读者造成理解上的混乱。

作者身为科学家的思维方式使得本书的写作逻辑严谨。总体而言,本书是基于"人类世"的概念和分析框架来撰写的。第四章构建了以"人类世"概念为基础形成的框架，分析"被忽视的热带病"产生的自然因素和社会因素，并在第五、六、七章中分别以中东、非洲和美洲三角地区作为案例进行分析。作者秉承"提出问题—分析问题—解决问题"的写作思路，在第八章中分析了热点地区疫情暴发的原因，并给出了建议。这部分的翻译遇到了一些困难，如"归因危险度"（attributable risk）等专业术语，我们无法找到更为合适、易于理解的通用表达。希望读者能够接受我们目前的翻译版本。

作者是具有普世情怀的外交家，对于全球卫生治理有着深刻的理解，并提出了具有可操作性的政策建议。最后三章讲解了当下美国反疫苗行动的历史发展与现实原因。作者指出，想要准确预测或解决 21 世纪的疾病，实施疫苗合作或者进行交流合作会越来越重要。

总之，阅读本书，你能深刻感受到作者的博学与睿智。《防范下一场大流行》给世界人民带来了信心与勇气，因为即使在美苏争霸时期，先贤们也能跨越分歧，合作战胜脊髓灰质炎。同时，本书也对各国领导和政治家们提出了疫苗合作的希望与要求，因为面对狡猾的病毒，国际社会只有携手共进才能一次次战胜疫情。

本书的翻译工作主要是由上海外国语大学的张瑾教

授和湖州师范学院的汤卓裔老师共同承担的；许孟可同学和张子悦同学承担了第二、五、九章的翻译；汤老师则翻译了序言和第一、三、四、七、八、十一章，其余部分和校译由张瑾教授完成。

囿于翻译水平与时间限制，之中如存在谬误，恳请各位读者批评指正。同时，我们还想表达对张译女士和中译出版社编辑的感谢，感谢他们在本次翻译工作中给予我们的帮助与支持；当然也要感谢作者霍特兹博士专门为中译本作序，这是对我们工作的认可与鼓励。

"士不可以不弘毅，任重而道远。"最后，希望本书的付梓能为预防流行病做出贡献，让"健康是通往和平的桥梁"这一理念得到国际社会的广泛认同。

张　瑾